CONSIDÉRATIONS PRATIQUES

SUR L'EMPLOI

DE L'EAU BALSAMIQUE

DE SOULTZMATT

DANS LE TRAITEMENT

DES AFFECTIONS CATARRHALES CHRONIQUES ET DES HÉMORRHAGIES DES MEMBRANES MUQUEUSES; — DE LA PHTHISIE PULMONAIRE ET DE CERTAINES CACHEXIES; — DE SON USAGE DANS LES MALADIES EXTERNES ET CHIRURGICALES.

PAR D. ARNOLD,

Médecin des Bains de Soultzmatt (Haut-Rhin.)

Omne tulit punctum qui miscuit utile dulci.
Hor., *Ars poetica.*

STRASBOURG,
chez SCHMITT, libraire-éditeur, 38,
rue des Hallebardes.

PARIS,
chez MM. LEDOYEN et GIRET, libr.,
7, quai des Grands-Augustins.

1852.

CONSIDÉRATIONS PRATIQUES

SUR L'EMPLOI DE

L'EAU BALSAMIQUE

DE SOULTZMATT

DANS LE TRAITEMENT

des affections catarrhales chroniques et des hémorrhagies des membranes muqueuses ; — de la phthisie pulmonaire et de certaines cachexies ; de son usage dans les maladies externes et chirurgicales.

PAR D. ARNOLD,

MÉDECIN DES BAINS DE SOULTZMATT (HAUT-RHIN.)

Omne tulit punctum qui miscuit utile dulci.

HOR., *Ars poetica.*

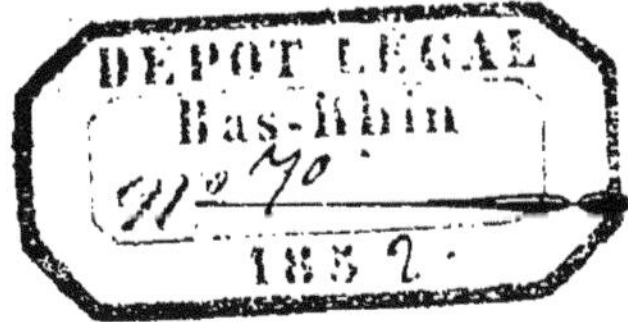

Strasbourg,	Paris,
chez SCHMITT, libraire-éditeur, 58, rue des Hallebardes.	chez MM. LEDOYEN et GIRET, libraires, 7, quai des Gr.-Augustins.

1852.

Strasbourg, impr. Huder, rue des Veaux, 27.

TABLE DES MATIÈRES.

CONSIDÉRATIONS

PRATIQUES

SUR

L'EAU BALSAMIQUE DE SOULTZMATT.

L'eau balsamique de Soultzmatt n'était pas destinée dans l'origine à sortir de l'établissement où elle se prépare. Je me contentais modestement de l'administrer aux malades de notre vallée et des environs et à quelques personnes affectées de la poitrine, qui étaient envoyées à Soultzmatt pour y boire le petit lait et l'eau acidulée gazeuse de la source. Des médecins distingués de Strasbourg, de Colmar et de Mulhouse, étant venus visiter successivement nos bains, furent frappés des effets que j'avais obtenus par l'emploi de l'eau balsamique ; ils désirèrent l'essayer à leur tour ; je leur en envoyai à plusieurs reprises, et il paraît qu'ils ont été très-satisfaits des résultats qu'ils ont obtenus.

Des considérations, faciles à comprendre, me font un devoir de garder le secret sur la préparation de cette eau balsamique ; car, on n'en peut douter, elle fera, d'après le dire des praticiens qui l'ont essayée, la fortune de l'établissement dont je suis le médecin.

1

Les demandes qui nous sont adressées sont depuis quelque temps très-nombreuses. Mais ce n'est qu'avec une certaine répugnance que, jusqu'ici, j'ai livré au public une préparation qui, sans être dangereuse en aucune façon, pourrait cependant devenir nuisible entre des mains inexpérimentées ; c'est donc un devoir pour moi, de diriger, autant qu'il est en mon pouvoir, ceux qui voudraient faire des essais avec l'eau balsamique. Tel est le but qui m'a déterminé à publier cette notice.

J'écris pour les médecins praticiens ; que ceux qui me liront, soient indulgents. Depuis vingt ans que je me consacre à porter les secours de notre art dans nos montagnes et dans les hameaux les plus isolés, j'ai perdu l'habitude d'écrire : mon style sans doute s'en ressentira. Je crains même que les théories que j'émettrai sur l'action thérapeutique de l'eau balsamique ne soient quelquefois entachées d'hérésies, et peu à la hauteur des nouvelles découvertes qu'enseignent nos écoles.

Comment suis-je arrivé à la découverte de l'eau balsamique ? La nécessité rend industrieux. Dans nos montagnes, l'intempérie des saisons, l'air délétère des fabriques, un travail quelquefois au-dessus des forces humaines et principalement la misère engendrent chez ses pauvres habitants des bronchites et des pneumonies qui, n'étant pas traitées au début, dégénèrent en bronchites chroniques avec asthmes et expectorations abondantes ou en phthisies pulmonaires ; c'est dans ce triste état qu'ils viennent ordinairement me consulter.

J'ai bien appris à l'école que le copahu, le styrax et beaucoup d'autres substances balsamiques peuvent être fort utiles dans les affections chroniques des poumons, mais ces médicaments fatiguent l'estomac. Alors me vint l'idée de profiter à une époque déterminée de l'année de certaines parties d'un sapin très-commun dans nos forêts, pour en extraire un principe aromatique que j'associai à un principe astringent et tonique, retiré d'une plante de nos montagnes. Je fis dissoudre ces deux principes dans une certaine quantité d'eau de Soultzmatt dans des proportions différentes, suivant l'indication à remplir.

Ce liquide peu appétissant, vu que la préparation était très-imparfaite, produisit des effets vraiment surprenants. C'est alors que je cherchai laborieusement à perfectionner ce premier essai. J'ai réussi, et aujourd'hui l'eau balsamique est presque une préparation agréable. Que ces tentatives, faites dans l'intérêt du pauvre, profitent aussi au riche; le devoir et le bonheur du médecin n'est-il pas d'être toujours utile à notre pauvre humanité?

On ne lira pas sans intérêt les observations que j'ai faites sur les premiers malades auxquels j'administrai l'eau balsamique. Je sortais depuis peu de l'école, c'était en 1833. Un jour se présente chez moi un pauvre montagnard, Joseph Sith, âgé de vingt-six ans, dans un état de maigreur effrayante : il se traînait avec peine ; toutes les fois qu'il toussait, il rejetait des flots de pus. Pour mieux me convaincre de son état déplorable, il me rendit témoin d'un phénomène que je n'ai plus rencontré depuis ; en s'inclinant fortement, il faisait couler de sa bouche et de son nez du pus comme s'il sortait d'une bouteille renversée. J'aurais bien voulu savoir exactement quelle maladie j'avais à traiter : était-ce un énorme épanchement pleurétique purulent, s'étant frayé passage à travers une bronche? était-ce le rejet d'une vaste caverne de phthisique? je l'ignore ; car, par malheur, l'auscultation était à peine enseignée à l'école de Strasbourg, lorsque j'y fis mes études ; à cette époque je ne savais donc que fort mal ausculter. Quoi qu'il en soit, je me mis aussitôt à l'œuvre, et confectionnai moi-même pour mon pauvre malade un mélange louche, désagréable au goût, que je lui conseillai de prendre, tant qu'il n'en

serait pas profondément dégoûté. Comme il n'était pas difficile et très-désireux de guérir, il revint souvent réclamer
sa potion; chaque fois son expectoration était moins abondante; je le vis peu à peu reprendre ses forces; au bout de
onze mois il était entièrement guéri. Cet homme est mort
depuis d'une pneumonie en 1850.

A peu près à la même époque, je fus consulté par une
nommée Blum, qui venait de perdre son mari, mort à
Schlestadt d'une phthisie pulmonaire; elle vint à Soultzmatt,
chez son père, pour se faire soigner par moi. Cette femme
était arrivée au troisième degré de la phthisie pulmonaire,
son expectoration était purulente; je lui donnai l'eau balsamique, associée à l'extrait gommeux d'opium, pour calmer
la toux. J'eus le plaisir de la voir remise après six mois de
traitement. Depuis elle s'est remariée et est devenue mère
de quatre enfants.

Chapitre Ier. — Caractères de l'eau balsamique.

L'eau balsamique de Soultzmatt a l'apparence de l'eau de
source la plus pure; elle est légèrement gazeuse, parce
qu'on est parvenu dans sa préparation à empêcher l'échappe-
ment du gaz qui se trouve dans l'eau naturelle de Soultzmatt. Grâce à cette précaution, elle se conserve fort longtemps, sans s'altérer; ce qui permet de la transporter à de
grandes distances et à la rendre à peu près inaltérable.
Quand on débouche la bouteille, elle ne mousse pas comme
l'eau naturelle, mais, comme beaucoup d'eaux de cette espèce, elle renferme de l'acide carbonique, dissous ou com-
biné. Ce qui garantit encore l'inaltérabilité de cette préparation, c'est que, chose fort rare, l'eau de Soultzmatt ne
renferme pas un atome de fer; on n'a donc pas à craindre
ces dépôts ocrés qui se forment au bout de peu de temps
dans la plupart des eaux de cette espèce. C'est même, je

puis le dire, à cette absence complète de fer qu'est due la possibilité de la préparation de l'eau balsamique.

L'odeur de l'eau balsamique révèle en partie, au moins, les principes qu'elle contient; c'est l'odeur de sapin. Cela doit rassurer les médecins qui pourraient craindre de donner à leurs malades une préparation dont ils ignorent la composition. La chose que je dois taire, c'est la manipulation qu'on met en usage dans notre établissement, pour obtenir, avec de pareils ingrédients, un liquide aussi agréable à la vue qu'au goût. Aussi, les malades qui en ont fait usage, l'ont-ils baptisé, sans notre concours, du nom d'*eau de sapin (Tannenwasser)*.

L'eau balsamique introduite dans la bouche communique de prime abord une sensation de fraîcheur très-agréable et assez analogue à celle qu'on obtient avec une pastille de menthe; aussi nous n'avons pas encore trouvé une seule personne, je ne dirai pas qui se soit refusée à la boire, mais qui ne l'ait bue avec un certain plaisir; ce qui présente un très-grand avantage pour son administration qui, dans certaines maladies, doit être continuée longtemps. Beaucoup de malades auxquels j'ai conseillé de sucrer l'eau balsamique, la comparaient à une liqueur ayant quelque rapport avec l'eau de cerises *(Kirschwasser)* versée dans l'eau sucrée; chacun sait que cette boisson est considérée comme des plus agréables pour se désaltérer.

Les médecins qui ont souvent employé les balsamiques savent combien il est difficile d'en continuer longtemps l'usage. Donnez pendant huit jours du copahu ou de la térébenthine à un malade, il faudra, ou qu'il soit bien désireux d'être guéri, ou bien peu sensible, pour qu'il ne repousse avec horreur ces médicaments, ou que leur odeur ne provoque des nausées. Il n'en est pas de même de l'eau balsamique; si l'indication l'exige, on peut, sans crainte de fatiguer le malade, continuer indéfiniment son usage.

En voici un exemple :

J'ai traité un jeune homme atteint d'un impétigo syphilitique et scrofuleux de la face ; je lui ai administré plus de cent litres d'eau balsamique, sans qu'il en fût le moins du monde incommodé, ou qu'il éprouvât de la répugnance à la prendre ; le malade, d'ailleurs, se résigna facilement à ce traitement, lui qui, d'après les conseils de plusieurs médecins distingués, avait pris, sans pouvoir être guéri, l'huile de foie de morue, des préparations iodées, le chlorure d'or, etc. Sa persévérance a été recompensée, car aujourd'hui il est parfaitement guéri.

Un des inconvénients des balsamiques est de produire des renvois insupportables qui font presque croire au malade qu'il avale deux fois *l'horrible médicament.* Ainsi, en prenant des capsules de *Mothes* ou de *Raquin,* si on est parvenu à parer à la première difficulté, qui est de les avaler, on n'échappe pas à la seconde, qui est d'avoir les renvois qui vous rappellent le goût de la préparation que vous avez ingérée dans l'estomac. Eh bien, l'eau balsamique ne produit pas d'effet semblable, grâce, sans doute, à l'eau gazeuse et alcaline dans laquelle j'ai mêlé les substances médicamenteuses ; elle est digérée sans aucune difficulté, et pourrait même se prendre immédiatement après le repas, si, d'après l'essai que j'en ai fait, elle n'acquérait chez quelques personnes des propriétés purgatives. Elle est généralement si peu antipathique à la digestion, qu'on peut très-bien la choisir pour faire digérer le petit lait et l'huile de foie de morue. Avantage très-grand ! comme on le verra plus tard, puisque l'eau balsamique est, dans beaucoup d'affections pulmonaires, donnée en même temps que ces deux substances.

A quel moyen a-t-on recours ordinairement pour faire supporter et masquer le goût désagréable de l'huile de foie de morue ? Au vin sucré, au café noir, etc. Donnez l'eau balsamique, et vous aurez à la fois déguisé le goût et donné une substance utile au malade. Dans notre établissement, où se fait chaque année un grand nombre de cures avec le petit lait, je n'ai pas tardé à m'apercevoir que les malades, qui faisaient en même temps usage de l'eau balsamique, supportaient beaucoup mieux ce traitement quelquefois trop débilitant, lorsqu'il n'a pas été pris de précautions pour empêcher l'affaiblissement.

Aussi, dans notre établissement, on interrompt rarement la cure par le petit lait, parce qu'il fatigue trop l'estomac ou produit des diarrhées; ceux qui ont traité beaucoup de phthisiques, et qui ne sont pas de l'école de Broussais, savent combien il est dangereux de ne pas ménager les forces du malade. A Soultzmatt, grâce au bon air de notre vallée si bien abritée contre les vents du Nord, à notre petit lait qui est excellent, en raison de la nature de nos pâturages, à notre eau balsamique et à notre source dont la composition chimique est analogue à l'eau d'Ems, sans être aussi excitante, le phthisique renaît si son mal n'est ni trop profond, ni trop aigu.

L'eau balsamique donne, peu d'instants après l'avoir bue, une douce sensation de chaleur intérieure qui se communique, seulement par degrés, à toute l'économie. On dirait qu'un vin généreux vous ranime et amène un léger degré d'excitation. Cet effet, à moins que la dose administrée ne soit très-forte, est fugace et ne dure que quelques instants ; à cette sensation en succède une autre moins agréable, il est vrai, mais plus durable: c'est un faible sentiment d'astriction et de sécheresse dont le siége est surtout à la gorge. Ces deux sensations distinctes expliquent à un certain point la manière d'agir de ce médicament qui renferme un stimulant diffusible et un astringent; c'est, suivant moi, à ces deux propriétés combinées que l'eau balsamique doit toutes ses vertus curatives. J'ai eu l'heureuse idée de faire prédominer, dans la manipulation, tantôt l'un, tantôt l'autre de ces deux principes. Ainsi, l'eau balsamique contenue dans des bouteilles marquées au cachet rouge, et employée surtout dans les affections pulmonaires, est bien moins stimulante que celle contenue dans des bouteilles au cachet vert, qu'on préfère pour les affections des voies urinaires et pour les maladies des enfants, etc.

J'ai cru devoir signaler cette différence, parce qu'elle m'a paru très-importante dans le traitement de certaines maladies ; c'est là ma réponse aux personnes qui pensaient qu'on pouvait indifféremment se servir de l'une ou de l'autre préparation.

Je ne connais pas la nature intime du principe astringent renfermé dans l'eau balsamique. Tout ce que je sais, moi qui n'ai pas de laboratoire de chimie, ni de loisir pour faire des recherches de ce genre, mais qui, pour les remplacer, ai un vaste champ d'expérimentation, c'est que l'eau balsamique resserre les tissus. Peut-on en douter quand, en en versant sur les plaies, j'ai pu arrêter promptement des hémorrhagies, ou quand, la donnant à l'intérieur, je faisais cesser des hémoptysies, des pertes utérines abondantes, ou que je supprimais des flux muqueux ?

Cet astringent me paraît supérieur à beaucoup d'autres.

Ainsi l'acétate de plomb, qui est un des astringents les plus usités, ne peut être employé que pendant quelques jours ; bientôt il produit des accidents graves qui forcent à renoncer à son usage. Avec l'eau balsamique j'arrive au même résultat sans exposer mon malade ; prescrivez donc, pendant six mois ou un an, l'alun, l'élixir acide de Haller ou le tannin, et voyez le résultat ; je laisse aux praticiens le soin de juger cette question. Cet examen comparatif, si je le continuais plus longtemps, en mettant en regard l'eau balsamique avec les autres astringents dont nous nous servons généralement en médecine, serait tout en faveur de ma préparation.

Le principe stimulant renfermé dans l'eau balsamique est de la nature de ceux qu'on appelle diffusibles, son action ne dure que quelque temps ; il est dû sans doute à la présence de l'arôme que renferme la plante que j'emploie dans cette préparation, et que je suis parvenu à y fixer.

Quoi qu'il en soit, je compare l'action stimulante de l'eau balsamique à celle produite par le camphre, le café noir et plusieurs huiles essentielles : action fugace et qui ne laisse pas de stimulation permanente dans l'économie. On comprend facilement l'utilité pratique qu'on peut retirer de la présence de ce principe, dès qu'il est reconnu qu'il ne fatigue pas l'estomac, que, loin de là, il ouvre l'appétit. Il devient un moyen précieux pour faire supporter les autres médicaments ; j'en ai déjà dit un mot en indiquant les avantages qu'il présente dans les cures par le petit lait, et dans l'administration de l'huile de foie de morue. Bien souvent, dans mes prescriptions, je donne les médicaments, qui ordinairement fatiguent l'estomac, associés à l'eau balsamique, qui devient ainsi un excellent correctif, que je préfère à beaucoup d'autres eaux distillées.

L'action de l'eau balsamique sur le canal intestinal sain paraît être à peu près nulle, elle ne produit, dans la plupart des cas, ni constipation, ni diarrhées ; avantage inappréciable pour un médicament qui doit être continué longtemps. Il n'en est pas de même dans les cas pathologiques, comme nous le verrons plus tard ; l'eau balsamique paraît agir, surtout quand il y a supersécrétion, et ne contrarie pas l'action physiologique des membranes muqueuses.

S'il est des organes sur lesquels les balsamiques paraissaient agir d'une manière avantageuse, c'est, sans contredit, sur les organes génito-urinaires. Cependant, à l'état de santé, l'influence de ma préparation se fait à peine sentir ; ainsi je n'ai pas remarqué qu'elle produisît le moindre effet sur ces organes chez les personnes affectées de bronchites ou de toute autre maladie ayant nécessité son administration. Fait important, à mon avis, car il prouve que l'eau balsamique n'agit d'une manière évidente que sur les organes devenus le siége d'une sécrétion anormale.

La plupart des stimulants diffusibles exercent plus ou moins leur action sur le système circulatoire en accélérant le pouls. Je suis parvenu, après de nouveaux essais, à obtenir l'eau balsamique (cachet rouge), qui, privée en grande partie de son principe stimulant, n'est plus guère qu'un astringent, qui agit à la manière du sucre de saturne, que beaucoup de médecins considèrent comme un moyen plus sur que la digitale, pour déprimer et ralentir la circulation ; avant cette modification, l'eau balsamique avait une application bien plus restreinte, et nous n'osions l'employer qu'avec beaucoup de circonspection et à faible dose, comme nos observations le prouvent, dans les cas de fièvre hectique. Ceux de nos confrères qui la donneront aux malades fébricitants ne tarderont pas à se convaincre de cette vérité.

OBSERVATION. Madame St...., âgée de trente ans, était arrivée à l'établissement au mois de juin 1850 ; elle avait des tubercules ramollis au sommet du poumon gauche. Le pouls était à 120. Malgré cette fréquence, je lui fis prendre l'eau balsamique (cachet rouge), à la dose de deux demi-verres, et puis de deux verres par jour. Une diminution sensible dans les symptômes fébriles fut le fruit d'un traitement de deux mois. Mais ce qui est surtout digne d'être constaté, c'est que le pouls tomba à 90 et souvent à 80 pulsations.

Que les personnes que l'éloignement ou des occupations indispensables ne retiennent pas chez elles, viennent aux bains de Soultzmatt ; leur guérison, comme l'expérience l'a prouvé, sera plus prompte et plus certaine. Ce ne sera pas l'eau balsamique seule qui exercera ces heureux effets sur elles, mais cette belle contrée que nous habitons, cette vallée si fertile, si agréable et si bien abritée contre les vents du Nord, et cette source acidule-gazeuse, dont je ferai prochainement connaître dans une notice les effets bienfaisants.

Chapitre II. — De l'emploi de l'eau balsamique dans les catarrhes pulmonaires chroniques.

LæNNEC, dans son immortel ouvrage, dit : «Il n'est pas «très-rare, chez les vieillards surtout, et lorsque le catarrhe «existe depuis un grand nombre d'années, de trouver la «membrane muqueuse très-pâle dans toute l'étendue des «bronches, ou d'une couleur jaunâtre, à peine mêlée de «quelques nuances rouges.»

Andral ajoute :

«Il n'y a plus ici de travail inflammatoire; s'il a existé «dans le principe, il a disparu depuis longtemps. Tout ce «que nous saisissons, c'est une altération dans la quantité «et la qualité du mucus, qui se sépare à la surface interne «des bronches, c'est une lésion de sécrétion. On émet une «pure hypothèse que détruisent un grand nombre de faits, «lorsqu'on établit que toute altération de sécrétion est liée «à un travail d'irritation dans la partie qui en est le siége.» Méditons bien les paroles de ces deux maîtres dans notre art, elles ont été pour moi le premier mobile de mes essais.

Après avoir parlé des différents traitements mis en usage pour combattre le catarrhe pulmonaire, LæNNEC ajoute : «Les spiritueux réussissent quelquefois. Les balsamiques «atteignent assez souvent le même but, lorsque l'estomac «des malades peut les *supporter*, mais il faut les donner à «une dose *plus forte* qu'on ne le fait communément. Le «beaume de copahu, celui de tolu et la térébenthine doivent «être donnés à la dose de dix-huit à trente-six gouttes par «jour, et quelquefois il est nécessaire de l'augmenter et de «la porter au delà.» Ne voit-on pas à la fois dans ces quelques mots le désir et la difficulté d'employer les balsamiques. Cette difficulté, je l'ai vaincue, et le désir de LÆNNEC peut être satisfait.

Pourquoi les balsamiques sont-ils utiles dans le catarrhe chronique? Telle est la question que je me suis adressée. A tout état inflammatoire aigu, qui a été violent ou qui s'est répété plusieurs fois dans une membrane muqueuse, succède, après l'état congestionnel qui a augmenté le calibre des vaisseaux, une disposition à l'atonie ; il s'établit une sécrétion habituelle plus abondante dans la membrane, que ce travail pathologique finit par altérer, par épaissir ; alors au catarrhe vient se joindre le rétrécissement mécanique des bronches. Pour faire cesser cet état, les uns ont recours aux vomitifs, au kermès, à l'oxide blanc d'antimoine, à l'ipécacuanha, non dans le but unique de débarrasser les bronches des matières qu'elles renferment, mais parce que ces médicaments paraissent avoir une action *spéciale* sur le poumon. Pour moi, cette action consiste dans une stimulation, exercée sur le nerf pneumogastrique, qui innerve le tissu vésiculaire-bronchique, si bien décrit par le docteur REISSEISSEN. Nous avons tous pu apprécier le soulagement instantané qu'on obtient; la respiration devient facile ; mais si la maladie est ancienne, combien de temps durera l'effet de cette médication ? Il faudrait pouvoir y revenir souvent, et trouve-t-on beaucoup de malades, auxquels on puisse impunément appliquer sans relâche un pareil traitement ! Il faut donc chercher à arriver au même but par une autre voie : c'est ce qui avait été tenté populairement d'abord par les infusions stimulantes, la bière chauffée, le punch, le vin chaud, etc. Plus tard on eut recours aux balsamiques, mais leur usage n'ayant pu être continué assez longtemps et à de fortes doses, on n'a pas su jusqu'ici bien apprécier leur manière d'agir. Lorsque vous donnez de l'eau balsamique, car c'est avec cette préparation qu'on peut le mieux suivre les effets des beaumes, le malade, affecté de catarrhe pulmonaire, éprouve une douce chaleur à l'épigastre ; environ un quart-d'heure après, cette sensation se propage à la poitrine, et si un poumon seul est affecté, c'est surtout sur celui qui est le siége de la maladie que l'effet se manifeste. Alors, pendant un temps plus ou moins long, suivant la dose prise par le malade ou sa susceptibilité spéciale, l'expectoration devient plus facile et plus abondante. Je compare cette action à celle qu'on obtient par les antimoniaux, seulement elle est plus vitale et moins mécanique, si je puis m'exprimer ainsi ; mais toutes deux ont pour résultat d'imprimer un moment d'excitation dans le tissu bronchique et de faire cesser l'atonie. A ces phénomènes en succède un autre : c'est une sensation d'astriction, prononcée à la gorge, qui semble se propager dans les bronches ; elle est même quelquefois pénible. « J'aimerais bien votre eau balsamique, me disait une jeune personne, car elle me fait le plus grand bien, mais elle me dessèche la gorge et la poitrine. » Sans cet effet d'astriction, l'eau balsamique ne serait pas plus avantageuse que toute autre substance stimulante, mais sa propriété astringente en fait un médicament précieux ; elle resserre, à la manière du sucre de saturne et de l'alun, des tissus primitivement dégorgés. C'est par cette action combinée que je m'explique l'innocuité des substances balsamiques dans la bronchite chronique avec expectoration abondante, tandis qu'on sait combien il peut devenir dangereux d'employer des astringents, sans les avoir fait précéder de l'emploi de vomitifs. Au bout de peu d'heures, l'action astringente cesse à son tour ; mais, en donnant de nouveau une certaine dose de la préparation balsamique, on obtient le retour des phénomènes que je viens de décrire : *Stimulation momentanée. Expectoration. Resserrement.* Que, pendant un mois, une année même, on cherche à agir ainsi sur le tissu bronchique, ne peut-on pas espérer d'obtenir une guérison ?

Ces idées théoriques que je viens d'émettre sur l'action des balsamiques, je ne les ai pas puisées dans les livres ; elles m'ont été suggérées au lit du malade , lorsque j'obtins mes premières guérisons. Sont-elles vraies, sont-elles erronnées?, je l'ignore, mais en tout cas, les faits sur lesquels elles reposent ne peuvent être contestés. Je laisse à d'autres, plus versés que moi dans les études physiologiques , lorsqu'ils auront expérimenté l'eau balsamique , le soin de redresser ce que ma manière de voir peut avoir d'inexact.

Le catarrhe pulmonaire , désignation que j'admets avec LÆNNEC , est loin d'offrir toujours les mêmes caractères, les mêmes symptômes, les mêmes signes stéthoscopiques ; partant de là, le même traitement ne peut lui convenir d'une manière invariable ; car je ne suis pas de ceux qui, pour prôner un médicament, veulent l'appliquer à tous les cas. Le moyen le plus sûr de créer la renommée d'une substance médicamenteuse consiste à bien apprécier les circonstances dans lesquelles elles peut convenir, et celles où il faut la rejeter. L'eau balsamique réussira d'autant mieux qu'on sera plus éloigné de la période d'acuité; elle convient parfaitement dans le catarrhe muqueux, que l'expectoration soit muqueuse ou puriforme; l'abondance du produit sécrété ne contre-indique pas son emploi, il m'a même semblé qu'on réussissait plus facilement dans ces cas à supprimer, à tarir la sécrétion : ce qui tient sans doute à ce que la membrane muqueuse est dans des conditions anatomiques plus favorables à l'emploi des balsamiques. Plus les râles sont à grosses bulles et bruyants dans la poitrine, plus on a de chance de les voir disparaître. Il n'en est pas tout à fait de même lorsque les râles sont très-fins, et qu'ils se produisent dans les dernières ramifications bronchiques et que la dyspnée est pour ainsi dire l'état habituel du malade ou que l'oppression éclate subitement par accès. Chez ces malades, la membrane muqueuse paraît être dans d'autres conditions : elle est engorgée, souvent hypertrophiée, et la tendance à la sécrétion est à peu près nulle.

Donner, dans des cas de ce genre, l'eau balsamique, c'est s'exposer à nuire, en amenant un état d'irritation qui n'est pas suivi de sécrétion. Au lieu de resserrer les tissus, de diminuer les crachats, il faut tacher de les liquéfier, de les rendre moins visqueux, en un mot, produire une espèce de dégorgement de la membrane ; effet qu'on obtient par le sel ammoniaque surtout et par quelques autres préparations alcalines. Si l'état pathologique de la membrane est changé, je ne vois pas pourquoi on ne pourrait pas employer avec succès l'eau balsamique : c'est ce que jusqu'ici je n'ai pas encore pu essayer. Je vais citer trois cas d'insuccès de l'eau balsamique, administrée dans ces circonstances. M. F....., âgé de trente ans, était affecté, depuis l'âge de douze ans, d'une bronchite chronique, caractérisée par les symptômes suivants : Toux habituelle, un peu de dyspnée, expectoration peu abondante, spumeuse, quelquefois un peu jaunâtre, sonorité exagérée de la poitrine, quelquefois râles muqueux rares, râles fins et sibilants ; par des causes variées, tout à coup le pouls s'accélère et il survient la dyspnée la plus inquiétante. Je ne parlerai pas des traitements nombreux mis en usage, mais on crut devoir recourir à l'eau balsamique ; elle ne produisit aucun effet, et même sembla momentanément exaspérer le mal.

La seconde observation est celle d'un malade présentant les mêmes symptômes, mais avec plus d'intensité. On n'obtint aucune amélioration par l'emploi de l'eau balsamique ; loin de là, on augmenta l'oppression.

Autre observation. Il vint à Soultzmatt un jeune homme, âgé de vingt-huit ans, affecté de catarrhe sec avec emphysème pulmonaire. Je ne connaissais pas encore bien l'action de l'eau balsamique dans cette variété de catarrhe, et je donnai cette préparation à la dose de deux demi-verres par jour. A peine le malade avait-il pris le premier verre, qu'il fut affligé d'une toux fatigante et de dyspnée ; le sommeil disparut, il y eut de l'excitation. Au bout de trois jours il fallut renoncer à ce traitement.

Je cite ces observations, afin de prémunir les praticiens contre l'emploi intempestif de l'eau balsamique.

Occupons - nous de la manière d'administrer l'eau balsamique dans le catarrhe chronique : c'est l'eau marquée au cachet rouge qu'il faudra préférer. On commencera matin et soir par un demi-verre (environ 120 grammes) ; on maintiendra cette dose pendant deux jours, afin d'essayer la susceptibilité du malade ; car, pour réussir et continuer impunément, il faut, au début, que l'effet soit à peu près nul, que la stimulation et l'astriction soient à peine sensibles, de crainte de supprimer trop promptement une sécrétion pathologique devenue habituelle. On arrive à donner cette eau graduellement par demi-verres trois fois par jour, enfin par verres entiers. Ces doses atteintes, les indications que je donne dans le cours de ce mémoire doivent guider le praticien et lui dicter la marche à suivre. Si, par hasard, pendant ce traitement, qui est toujours long, il survenait des accidents inflammatoires, une bronchite aiguë, une pneumonie, comme cela est assez fréquent chez les personnes affectées de catarrhe pulmonaire chronique, il va sans dire qu'il faudrait renoncer immédiatement à cette médication, pour recourir au traitement employé ordinairement dans ces maladies (la saignée, l'émétique à haute dose, etc., etc.). Mais l'orage apaisé, il faut reprendre sans crainte le traitement qu'on avait interrompu. Voici une observation de ce genre, que je dois à l'obligeance de M. le docteur Bach :

Madame R...., de Strasbourg, âgée de trente ans, était

affectée depuis sa jeunesse d'une bronchite chronique ; elle s'était adressée à plusieurs médecins ; les médicaments prescrits avaient été inefficaces ; la malade avait déjà eu des hémoptysies. Cependant, à la percussion, la poitrine était sonore dans toute son étendue ; l'auscultation révélait un râle muqueux abondant ; la respiration vésiculaire était obscure et râpeuse au sommet des poumons ; la voix était légèrement retentissante ; l'expectoration était jaunâtre et abondante ; la dyspnée augmentait le soir, à ce point que la malade était obligée de passer les nuits sur son séant ; il n'y avait point de fièvre. L'eau balsamique, cachet rouge, fut administrée par demi-verres deux fois par jour ; au bout de cinq jours, l'expectoration avait diminué, elle n'était plus jaunâtre ; seulement, au milieu des crachats, tantôt spumeux, tantôt filants, on remarquait comme des stries jaunes ; la dyspnée cessa presque entièrement ; l'auscultation démontrait que la bronchite avait à peu près disparu. Le matin, on découvrait encore quelques râles, mais le soir ils étaient nuls. Il fallut six bouteilles d'eau balsamique pour obtenir ce résultat. La malade, heureuse d'être débarrassée d'une affection dont elle était atteinte depuis si longtemps, voulut elle-même continuer l'usage de cette eau pendant plus de trois mois. En hiver, cette personne, d'une constitution délicate, et chez laquelle la présence de tubercules n'était pas douteuse, fut prise d'une bronchite aiguë grave. La saignée, l'émétique à haute dose firent disparaître l'inflammation, mais le catarrhe reparut ; l'on se hâta d'administrer de nouveau l'eau balsamique, qui produisit son effet. Mais cette dame, dans la crainte de voir revenir son mal, prend régulièrement depuis plus de huit mois, matin et soir, un demi-verre de cette eau.

Une bronchite invétérée et l'abondance de l'expectoration ne sont pas une contre-indication de l'emploi de l'eau balsamique. En voici un exemple :

M. M...., boulanger à Strasbourg, fut envoyé à Soultzmatt, en 1850, par M. Chaumont, médecin à Strasbourg.
D'après les détails que je reçus , le malade était affecté depuis longues années d'un catarrhe chronique, contracté dans
l'exercice pénible de son état. Agé de cinquante ans tout
au plus, il ne vaquait qu'avec peine aux travaux les plus
légers; son teint était jaune, son corps amaigri, la respiration courte et bruyante : ce fut dans cette position qu'il fut
atteint d'une pneumonie double, à laquelle il échappa. Le
traitement de cette maladie intercurrente eut pour effet de
diminuer l'intensité de la bronchite. Mais, à son arrivée aux
bains, j'observai les signes suivants : poitrine d'une sonorité
complète, un râle muqueux abondant dans les grosses bronches des deux poumons, râles plus fins dans les dernières
ramifications, absence complète de la respiration vésiculaire,
si ce n'est au sommet; dyspnée excessive, expectoration
puriforme des plus abondantes, maigreur générale, pouls
petit. Le malade resta seulement quatre semaines dans
notre établissement; je lui fis boire le petit lait, l'eau de
source et l'eau balsamique. Le premier signe qui se manifesta fut le retour des forces, un teint moins jaunâtre. Peu
à peu l'expectoration diminua et devint muqueuse, la
dyspnée presque nulle; le malade put faire des promenades
dans les montagnes. Il est fâcheux que le sujet de cette
observation ne soit pas resté plus longtemps entre mes
mains : j'aurais pu, sinon le guérir, au moins améliorer son
état. Je lui ai conseillé de continuer l'usage de l'eau balsamique : j'ignore s'il a profité de ma recommandation.

Je vais citer encore un certain nombre d'observations
intéressantes de bronchites que j'ai traitées par l'eau balsamique.

Observation. Joseph Ebelmann, de Soultzmatt, âgé de
quarante-deux ans, fut affecté d'une bronchite aiguë très-
grave au mois d'avril 1851. Le traitement fut énergique

(saignée, tartre stibié, kermès, etc.). Ce traitement fit cesser l'état inflammatoire, mais l'expectoration persista, devint abondante et puriforme; râles muqueux à grosses bulles dans les deux poumons; dyspnée, épuisement. L'eau balsamique, cachet rouge, fut administrée à la dose d'une cuillerée toutes les deux heures. Au mois de mai suivant, la guérison était complète.

OBSERVATION. Martin Bræsch, instituteur à Stosswihr, était affecté d'une bronchite chronique du côté droit. L'expectoration était puriforme, abondante; la maigreur extrême, la face décolorée; tous les symptômes, en un mot, de la fièvre hectique. Son mal avait paru tellement grave à M. le docteur ECKART, médecin très-distingué de Münster, qu'il avait porté le pronostic le plus fâcheux. A l'examen, je trouvai une matité incomplète du côté droit, des râles muqueux très-abondants dans les poumons; la respiration vésiculaire était à peine appréciable; l'expectoration purulente, les sueurs colliquatives. Je vis ce malade pour la première fois le 12 juin 1846. Je lui prescrivis : eau balsamique, 250 grammes, eau de laurier-cerise, 20 grammes, à prendre par cuillerée à bouche toutes les deux heures. Au mois de juillet de la même année, cet homme vint chez moi : il était complétement guéri; je lui fis cesser le traitement.

OBSERVATION. Schneider, vannier à Andolsheim, âgé de quarante-six ans, était, à la suite d'une bronchite tuberculeuse, arrivé au dernier degré de marasme. Il se traînait avec peine, lorsqu'il vint me voir en 1837. Les extrémités inférieures étaient infiltrées; il toussait beaucoup, expectorait du pus en abondance; on entendait des râles muqueux dans les deux poumons; la poitrine était peu sonore, le pouls petit (120). Je lui ai donné l'eau balsamique avec l'extrait gommeux d'opium pour calmer la toux. Dans l'espace de deux mois, l'expectoration était devenue à peu près nulle et la santé florissante. Deux années après, il eut une rechute : le même traitement amena le même résultat.

OBSERVATION. Nicolas Jægy, cultivateur à Oberentzen (Haut-Rhin), ayant eu plusieurs phthysiques dans sa famille, fut affecté d'une bronchite tuberculeuse qui le mena au dernier degré de marasme. Il me consulta en 1849. L'expectoration était très-abondante, puriforme ; râles muqueux dans les deux poumons ; fièvre, anasarque. L'emploi du kermès, de l'oxymel scillitique, du nitre, etc.; fut inutile. Je lui fis prendre l'eau balsamique par cuillerée à bouche toutes les deux heures : ce traitement fut commencé le 20 novembre et continué jusqu'au 30 décembre. J'ai vu ce malade en tout huit fois ; à chaque visite j'avais observé de l'amélioration à la suite de mon traitement. Vers la fin du mois de décembre, quoiqu'il toussât encore, l'expectoration était à peu près nulle ; les râles avaient disparu : je fis cesser le traitement. Depuis, cet homme se porte bien, il a engraissé et a repris son état de laboureur, qu'il suit parfaitement.

OBSERVATION. Dans le courant de cette année, M. le docteur BELTZ, praticien distingué de Guebwiller, me fit demander de l'eau balsamique pour un de ses malades, M. Rickert, âgé de quarante-deux ans, teinturier établi dans cette ville ; il était tourmenté depuis quatre ans par une toux fatigante accompagnée d'une expectoration peu abondante. Il prit 18 bouteilles d'eau balsamique, et fut complétement rétabli. La reconnaissance poussa cet homme chez moi pour me remercier d'avoir pu lui fournir un médicament qui lui avait été si utile, tandis que tant d'autres avaient échoué. Je l'ai encore revu depuis : il a beaucoup engraissé et jouit d'une bonne santé.

OBSERVATION. *Bronchite chronique tuberculeuse traitée sans succès par différents moyens. Emploi de l'eau balsamique. Amélioration remarquable.*

M. Kuentz, à Hüsseren (Haut-Rhin), âgé de cinquante-deux ans environ, était affecté d'une bronchite chronique tuberculeuse, pour laquelle il avait successivement consulté des médecins distingués de Strasbourg, de Paris et de Londres. Tous les traitements employés n'avaient amené aucune amélioration dans son état. Ce malade s'adressa à moi. Je reconnus des râles muqueux dans les deux poumons, mais point de vomique ; je lui conseillai l'eau balsamique avec l'extrait gommeux d'opium. Il la prit pendant longtemps, et s'en trouva tellement bien qu'il se croyait guéri. Mais chaque hiver à peu près ramène le mal, qu'il est impossible d'enlever entièrement. Alors il prend de nouveau de l'eau balsamique, qui fait promptement disparaître l'expectoration et l'oppression, qui est due aux mucosités accumulées dans les poumons.

OBSERVATION. *Bronchite aiguë grave. Abcès pulmonaire. Expectoration purulente. Emploi de l'eau balsamique. Guérison.* (Communiquée par M. le docteur BACH.)

M. D...., âgé de trente ans, avocat à Strasbourg, fut pris, au mois de janvier, d'une bronchite aiguë du poumon droit ; la maladie fut combattue énergiquement par les émissions sanguines, le tartre stibié, le kermès, les vésicatoires, etc., ce qui n'empêcha pas la formation d'un abcès à la hauteur de l'omoplate. Il y eut des frissons, de la chaleur sèche, une expectoration purulente abondante (un demi-litre de pus par jour). Le sucre de saturne n'ayant amené aucune amélioration au bout de dix jours, j'eus recours à l'eau balsamique (cachet vert) ; le malade en prenait un demi-verre matin et soir : elle n'amena aucune excitation, mais, dès les premiers jours, l'expectoration diminua. Il fallut trois bouteilles pour obtenir la guérison complète. Le malade est entièrement remis et a pu reprendre ses fonctions.

L'eau balsamique peut devenir très-utile dans le catarrhe chronique des enfants. Comme on le sait, chez eux cette affection n'est pas rare. Plus irritables, plus sensibles que les adultes aux impressions atmosphériques, surtout par suite de la manière dont on les élève aujourd'hui dans les villes, on voit à chaque instant survenir chez eux des bronchites, des rhumes. Pour peu que ces affections ne soient attaquées au début, ou que l'enfant soit d'une constitution molle ou lymphatique, la bronchite aiguë passe à l'état chronique. On entend alors des râles muqueux dans toute la poitrine; la vie de l'enfant, la plupart du temps, n'est heureusement pas en danger, à moins qu'il ne survienne, comme cela est assez fréquent, une affection inflammatoire intercurrente; mais il pâlit, il maigrit, il devient débile et mou, en un mot, il ne prospère pas, parce qu'il respire mal. Les mères s'effraient, le médecin est consulté : il prescrit un vomitif ; le mal disparaît alors comme par enchantement; tous les râles cessent; on croit avoir triomphé ; mais le lendemain, auscultez de nouveau le petit malade, et vous retrouverez les mêmes râles que la veille. Que fait-on? On a recours à de nouveaux vomitifs, au kermés, au soufre doré d'anti-moine, aux infusions chaudes aromatiques qui, soit dit en passant, fatiguent beaucoup l'estomac, détruisent l'appétit, augmentent la maigreur et finissent par inspirer une telle répugnance, que l'enfant se débat, s'agite et refuse de prendre les médicaments. Vous pourrez facilement vous affranchir de tous ces ennuis en suivant le plan de traite-ment que je vais indiquer.

Faites vomir l'enfant, afin de débarrasser ses bronches d'une manière plus prompte, mais ne réitérez pas souvent le vomitif. Le lendemain, commencez à administrer l'eau balsamique (cachet vert), que les enfants supportent parfai-tement à la dose de trois cuillerées à bouche trois fois par jour. Une bouteille suffira le plus souvent pour obtenir la guérison.

Je citerai à ce sujet une observation intéressante qui m'a été communiquée par M. le docteur BACH, avec le résultat de son expérience sur l'eau balsamique.

Je donnai, m'écrit-il, des soins à un petit garçon âgé de cinq ans, blond, un peu lymphatique, pour une bronchite chronique dont il était affecté depuis plus de six mois. Cet enfant était tourmenté d'une toux fatigante, surtout vers le soir; le matin, elle était grasse; l'expectoration, que je parvins quelquefois à examiner, était jaune ; l'auscultation faisait découvrir dans les deux poumons un râle muqueux abondant. La plupart du temps le malade n'avait point de fièvre ; mais la moindre cause d'excitation, le moindre refroidissement faisaient naître l'état fébrile. Je voyais avec chagrin ce petit être, déjà assez frêle, maigrir et s'étioler, devenir triste et perdre l'appétit. Le peu d'effet que j'obtins des vomitifs et des autres préparations d'antimoine me donnèrent l'idée d'employer l'eau balsamique (cachet vert) à la dose de trois cuillerées à bouche le matin et le soir, ayant soin de la faire édulcorer. Il est à remarquer que ce médicament fut pris sans aucune répugnance. Une bouteille suffit pour obtenir la guérison ; elle fut durable, car depuis un an, malgré l'hiver, la toux n'a plus reparu.

AUTRE OBSERVATION. L'enfant de M. A. Br..., de Soultzmatt, âgé de quatre mois seulement, était depuis deux mois affecté de bronchite. On entendait des râles muqueux abondants dans les deux poumons ; la respiration était laborieuse ; il n'y avait pas de fièvre. Je lui donnai l'eau balsamique associée au sirop de gomme pendant huit jours , à la dose d'une cuillerée à café toutes les quatre heures. Les râles ne tardèrent pas à disparaître, et bientôt la guérison fut complète.

L'action bien constatée de l'eau balsamique sur la sécrétion des membranes muqueuses, m'a engagé à l'essayer dans le croup, non que j'aie seulement employé cette préparation, sans avoir en même temps eu recours aux traitements reconnus comme efficaces dans cette terrible affection des enfants. Mais chacun sait qu'il ne suffit pas d'expulser les membranes, il faut encore empêcher leur reproduction. J'ai cru trouver dans l'eau balsamique un moyen d'arriver à ce résultat, par la modification que ma préparation imprime à la membrane muqueuse. Je ne possède qu'un seul fait, d'après lequel je ne me permettrai pas de conclusion ; mais je vais le citer, afin d'engager les médecins à faire quelques essais qui, j'en suis persuadé, ne pourront pas être nuisibles à leurs malades.

Je fus appelé, il y a environ six mois, chez un enfant de deux ans, atteint de croup. La maladie durait depuis quinze heures environ : la suffocation était imminente. Je le fis vomir avec le tartre stibié, je lui appliquai quelques sangsues au cou et des cataplasmes. J'obtins un mieux momentané après l'expulsion de quelques fausses membranes. Mais l'amélioration ne fut que de courte durée ; bientôt il se forma de nouvelles membranes. J'eus encore recours au tartre stibié ; mais voyant qu'après trois vomitifs les membranes se reproduisaient, je donnai l'eau balsamique (cachet vert) par cuillerée à bouche toutes les heures, en y associant du sirop de gomme. Peu à peu les voies respiratoires se dégagèrent. Au bout de trois jours, la respiration était à peu près devenue normale, sans que j'aie pendant ce temps employé aucun autre médicament.

Je fus moins heureux dans une circonstance semblable : il est vrai de dire que le croup était arrivé à sa dernière période.

Chapitre III. — De l'emploi de l'eau balsamique dans la phthisie pulmonaire.

Toutes les fois que les écrits périodiques ou quelque ouvrage nouveau annoncent la découverte d'un médicament pour la guérison de la phthisie pulmonaire, un sentiment de doute s'empare, malgré nous, de notre esprit, et nous nous donnons rarement la peine d'essayer la nouvelle découverte, bien persuadés que si ce médicament n'est pas nuisible, il sera au moins inutile. Je prie les praticiens qui jetteront un coup d'œil sur cet opuscule, de ne pas traiter avec dédain l'eau balsamique. Qu'ils fassent comme moi, qu'ils essaient, et qu'alors seulement ils portent un jugement.

Pour donner créance à ce que j'annonce, et pour encourager ceux qui voudraient expérimenter l'eau balsamique, je vais citer quelques observations que j'ai recueillies, me réservant d'en tirer plus tard des conclusions.

Première observation. *Phthisie pulmonaire, passant au deuxième degré, à marche galopante, traitée par l'eau balsamique. Guérison.*

Mademoiselle K..., âgée de vingt-cinq ans, d'un tempérament lymphathique prononcé, bien réglée, restée orpheline de bonne heure (je n'ai pu savoir d'une manière positive de quelle maladie sont morts ses parents; il résulterait cependant de ce qu'elle m'a dit que son père était mort de phthisie pulmonaire), cette jeune personne, dis-je, jouissait d'une assez bonne santé jusqu'en 1847, époque à laquelle, par suite de fatigues, de refroidissements et d'une maladie intercurrente, elle s'enrhuma, eut des accès de fièvre à plusieurs reprises et des hémoptysies, pour lesquels elle fut saignée, et prit différents médicaments appropriés, entre autres l'huile de foie de morue. Mais son mal, loin de diminuer, fit des progrès.

Lorsqu'elle vint à Soultzmatt, par ordonnance de son médecin, elle me dit qu'elle avait beaucoup maigri et pâli ; les mains étaient brûlantes, les pommettes rouges ; elle avait tantôt des bouffées de chaleur, tantôt des frissons. La respiration était un peu courte ; elle était tourmentée d'une toux fatigante, grasse, accompagnée d'expectoration puriforme ; vers le soir, les crachats étaient spumeux, mais au milieu de cette écume on voyait des stries de matière jaunâtre. L'auscultation révélait de la matité comparative du côté gauche sous l'angle inférieur de l'omoplate où l'on entendait un peu de gargouillement (râle cavernuleux) ; la voix était résonnante, le pouls était le matin à 100, et le soir à 120 au moins. Point de diarrhée, mais des sueurs nocturnes ; l'appétit n'avait pas faibli, les menstrues n'étaient pas supprimées. Je caractérisais cette maladie : *Phthisie pulmonaire galopante passant au second degré.*

A son arrivée aux bains, je me hâtais de prescrire le petit lait, deux verres et puis quatre verres par jour, afin de faire tomber l'excitation. Je lui fis boire de l'eau minérale de la source, reposée, afin qu'elle ne fût ni trop froide, ni trop excitante par le gaz qu'elle contient ; je lui ordonnai des promenades peu fatigantes dans nos contrées, un régime doux et lacté. Au bout de huit jours l'excitation et la fièvre avaient déjà diminué. Alors je commençai à lui donner l'eau balsamique (cachet rouge) à la dose de trois à six cuillerées deux fois par jour. Loin d'augmenter l'excitation fébrile, je vis après huit jours un mieux remarquable. Chaleurs presque nulles, plus de transpirations nocturnes, l'expectoration cesse d'être purulente, on n'y remarque plus de stries jaunâtres comme autrefois, presque pas de fièvre. Trois semaines de ce traitement avaient suffi pour amener un changement que suivaient avec intérêt tous les baigneurs.

J'augmentai encore la dose de l'eau balsamique, jusqu'à deux verres matin et soir. Mademoiselle K... resta près de huit semaines à Soultzmatt ; quand elle nous quitta, on ne trouvait plus aucun râle cavernuleux, la voix était encore résonnante et une petite toux assez rare se manifestait de temps en temps ; mais elle avait repris des forces, son embonpoint et son teint étaient excellents. Il y a un an de cela, la guérison ne s'est pas démentie ; depuis elle s'est mariée.

Tout récemment elle est revenue à Soultzmatt, d'après l'ordonnance de son médecin, pour faire cesser des accès de toux qui se montrent encore de temps en temps, mais elle n'a plus de fièvre ; je lui fis encore prendre l'eau balsamique et surtout le petit lait.

DEUXIÈME OBSERVATION. *Phthisie pulmonaire au troisième degré, traitée par l'eau balsamique. Guérison.*

M. J...., âgé de vingt-huit ans, de Münster, ayant perdu trois frères de phthisie pulmonaire entre l'âge de trente et quarante ans, portait une vomique au sommet du poumon droit, et était arrivé au dernier degré de marasme. Il me consulta au mois de septembre 1846 ; je lui fis prendre l'eau balsamique en potion mêlée à d'autres substances, pour lui laisser ignorer qu'il prenait toujours le même médicament ; je la continuais jusqu'au mois de décembre suivant, époque à laquelle je pus constater la guérison ; non que la vomique eût disparu, mais elle était comme desséchée et ne fournissait plus qu'une espèce de crachats gélatineux. L'embonpoint avait reparu, la toux était à peu près nulle, le malade a pu reprendre son état ; cette guérison ne s'est pas démentie depuis.

TROISIÈME OBSERVATION. *Phthisie pulmonaire au second degré ; emploi de l'eau balsamique. Guérison.*

M. F...., âgé de quarante-trois ans, né d'une mère morte phthisique, avait joui d'une bonne santé jusqu'en 1849. Au mois de mars il contracta un rhume opiniâtre qu'il négligea par insouciance. De petits accès de fièvre, des sueurs nocturnes peu abondantes, de l'amaigrissement, n'éveillèrent pas son attention. Au mois de juin, par une grande chaleur, s'étant beaucoup fatigué, il fut tout à coup pris d'un accès d'hémoptysie; il rejeta à deux reprises différentes deux demi-cuvettes de sang. Le médecin qui le traita arrêta immédiatement l'hémorrhagie par une saignée abondante et une potion avec l'élixir acide de Haller; mais la toux ayant continué, et l'expectoration ayant des caractères suspects, le malade fut envoyé aux bains de Soultzmatt. Son état était déjà amélioré par les soins qui lui avaient été donnés; cependant on trouvait chez lui les symptômes de la phthisie au second degré. Sonorité moins prononcée du côté gauche, respiration rapide, bruit de souffle à l'expiration au sommet du poumon du même côté, expectoration muqueuse mêlée de stries jaunâtres, oppression, fièvre (120); de plus, sueurs nocturnes, habitus général des phthisiques. J'administrai le petit lait, l'eau de la source et l'eau balsamique (cachet rouge) à la dose d'un demi-verre, puis successivement de deux verres par jour. Après un séjour d'un mois dans notre établissement, tous les symptômes graves de phthisie avaient disparu. Depuis cette époque, ce malade, dont la santé est bonne, tousse à peine et revient tous les ans à Soultzmatt; j'ai pu m'assurer de la solidité de sa guérison.

QUATRIÈME OBSERVATION. *Phthisie pulmonaire au troisième degré, traitée par l'eau balsamique. Guérison momentanée.*

M. Widemann, aubergiste à Münster, âgé de soixante ans, portait du côté droit, au-dessous de la clavicule, une énorme caverne qui aurait pu loger un œuf de dinde. Il expectorait beaucoup et était arrivé au dernier degré de marasme. Tous les traitements employés avaient échoué, lorsqu'on l'adressa à moi. Je lui donnai l'eau balsamique (cachet rouge) associée à l'extrait gommeux d'opium; il la prit par cuillerée à bouche toutes les deux heures pendant quatre mois. Il se remit, vaqua de nouveau à ses affaires, conservant une vomique desséchée. Mais l'habitude de la boisson l'emporta sur mes recommandations : la maladie se reproduisit au bout de cinq ans, et il succomba.

En présence de faits de ce genre, est-il permis d'admettre que l'eau balsamique possède la propriété de guérir quelquefois la phthisie pulmonaire? Peut-être une pareille conclusion est-elle encore trop absolue, et devrait-on attendre un plus grand nombre de faits pour asseoir un jugement définitif? Mais en admettant que l'eau balsamique soit utile aux phthisiques, pouvais-je sans scrupule laisser ces observations ignorées plus longtemps? Nous sommes si pauvres en moyens efficaces pour lutter contre cette terrible affection, qu'il faut, ce me semble, sans trop hésiter, accepter ce moyen, fût-il même incertain. Reste aux praticiens qui emploieront ce médicament à décider si les guérisons que je signale ont été favorisées par le hasard, ou si l'eau balsamique est réellement une espèce d'antidote contre la phthisie.

Je devrais laisser à d'autres, plus savants que moi, le soin d'expliquer l'action de ce médicament dans la phthisie pulmonaire; mais, en présence de faits nouveaux, l'esprit de l'homme observateur cherche toujours à trouver une explication, alors il crée des théories.

Le tubercule est, comme nous le disait mon ancien et savant maître, le professeur LOBSTEIN, un produit cacoplastique, déposé au sein de nos organes. La cellule, d'après les recherches récentes, faites en Allemagne, paraît être son point d'origine, et le tissu cellulaire des différentes parties du corps son lieu d'élection. Quoique le tubercule soit, en apparence au moins, une matière inorganique, il se passe dans le tissu, au sein duquel il s'est développé, un travail organique qui a pour effet de le ramollir et de le liquéfier; les vaisseaux qui l'environnent se congestionnent et deviennent plus nombreux. C'est une espèce de fluxus sanguin, circonscrit, se rapprochant de l'inflammation qui se fait autour du tubercule. Par suite de ce travail, se forme une membrane fongueuse, molle, friable, que la moindre cause peut rompre. Sa déchirure livre passage à la matière tuberculeuse, liquéfiée et mêlée à du pus. De là les hémoptysies, premier symptôme du ramollissement. Le produit cacoplastique une fois rejeté, le phthisique devrait guérir et guérit en effet quelquefois; mais le plus souvent il n'en est pas ainsi, parce qu'il est rare que le travail pathologique que nous venons de décrire ne se répète sur les tubercules environnants lorsqu'ils existent; d'où résultent d'abord toutes les petites cavités isolées qui, venant à se confondre, forment ces vastes cavernes qu'on rencontre chez les phthisiques. La caverne se tapisse d'une véritable membrane pyogénique qui sécrète souvent un pus de mauvaise nature. Ainsi, *l'abondance de la sécrétion épuise le malade, ses qualités délétères l'empoisonnent par résorption.* C'est là tout le secret du mécanisme de la fièvre hectique qui tue le phthisique. Deux causes s'opposent à la cicatrisation de ces cavités : 1° La présence continuelle de l'air et le jeu du poumon ; 2° l'état pathologique de la membrane qui sécrète le pus.

Si la médecine ne peut rien contre la première de ces deux causes, la nature paraît quelquefois lutter avec avantage, pour en combattre les effets. Voici un fait qui m'a été raconté par M. le docteur BACH :

Je voyais en 1847, m'a-t-il dit, avec M. le docteur FRANÇOIS, de la Robertsau, une jeune personne, âgée de vingt-quatre ans, phthisique au second degré; elle avait eu précédemment de nombreuses hémoptysies, ses crachats étaient purulents; sous la clavicule droite on pouvait constater facilement la présence d'une caverne; elle maigrissait et avait de la fièvre. Tout à coup, comme il arrive assez souvent, cette malade, que nous ne voyions qu'à des intervalles assez éloignés, fut prise de pleurésie ; la fièvre étant son état habituel, on ne nous fit pas prévenir ; quand nous la revîmes, elle avait un énorme épanchement pleurétique, occupant toute la cavité pleurâle droite. L'oppression était très-grande. Il ne fut plus possible alors de constater de gargouillement ni de souffle caverneux ; l'épanchement fut très-long à se résorber. Au bout de quatre mois, à peine entendait-on dans quelques points du poumon la respiration vésiculaire. Depuis cette époque, cette demoiselle jouit d'une excellente santé ; la vomique a entièrement disparu, sans doute *par compression*.

M. le docteur Aronssohn paraît avoir observé un fait du même genre, mais j'ignore s'il y a eu guérison.

Un autre procédé qu'emploie plus souvent la nature, c'est de convertir la membrane pyogénique qui tapisse la caverne en membrane demi-cartilagineuse. Lænnec, dans son Traité sur l'auscultation, où il s'adresse la question suivante : la guérison de la phthisie est-elle possible? dit :

« La formation de la membrane demi-cartilagineuse sur la « surface des ulcères tuberculeux me paraît devoir être con-« sidérée comme un effort de la nature médiatrice. Lorsque « cette membrane est complétement formée , elle constitue « une sorte de cicatrice interne, analogue aux fistules, et « dont l'existence n'a pas plus d'inconvénients pour la santé « que beaucoup d'entre elles. Tous les sujets (et il cite « plusieurs observations) étaient morts de maladies qu'on ne « pouvait nullement lui attribuer. Tous avaient vécu dans « un état de santé supportable et étaient seulement affectés « de catarrhe chronique ; quelques-uns éprouvaient une « dyspnée plus ou moins marquée, mais sans fièvre et sans « amaigrissement. »

Tout le secret de la nature dans la guérison de la phthisie pulmonaire consiste dans ces cas : *à convertir la membrane*

pyogénique de la caverne en membrane demi-cartilagineuse.
Mais la médecine, dans l'état actuel de la science, a-t-elle
à sa disposition un moyen quelconque pour aider le travail
de la nature et pousser à cette transformation?

Il est à observer que, plus la marche de la phthisie est
lente, plus il y a de chances de curabilité. Les guérisons
sont plus fréquentes chez les sujets d'un certain âge, que
chez les jeunes gens. La phthisie pulmonaire guérirait peut-
être bien plus souvent, si la membrane demi-cartilagineuse
avait le temps de se former; mais le malade meurt d'épuisement et de résorption purulente avant que cette nouvelle
organisation, qui est en définitif le complément du travail
de la tuberculisation, ait lieu. Il meurt d'autant plus vite,
qu'il est jeune, fort et sanguin, parce que l'afflux du sang,
vers la partie malade, rend la sécrétion purulente plus active, et que l'absorption est plus énergique à cet âge de la vie.

Il y a donc deux conditions principales à remplir : 1° Empêcher l'afflux du sang et la sécrétion trop abondante de la
membrane pyogénique ; 2° enrayer l'absorption.

Si les astringents, tels que le sucre de saturne, l'alun,
les acides en général, pouvaient être employés des mois,
des années; sans fatiguer l'estomac ou sans amener une in-
toxication générale, peut-être aurait-il été inutile de chercher plus loin. En effet, ces médicaments ralentissent la
circulation, diminuent les sécrétions, crispent les extrémités
absorbantes. Aussi quelquefois ont-ils réussi : mais bien
souvent ils ont manqué leur but, sans doute, parce qu'on
ne pouvait les continuer.

L'eau balsamique a tous les avantages de ces substances,
sans en partager les inconvénients. En étudiant son action
dans le catarrhe pulmonaire, nous avons vu avec quelle rapidité elle modifiait l'état fougueux de la membrane muqueuse et supprimait la secrétion du pus ou du mucus. Ce
phénomène, comme mes observations le prouvent, n'est

pas moins constant dans la phthisie pulmonaire que dans le catarrhe. Mon assertion n'est pas théorique, elle repose sur des faits.

L'eau balsamique est donc un médicament qui arrête la formation du pus; elle convertit la membrane pyogénique en une membrane sécrétant un liquide gélatiniforme, jaune, grisâtre. Il est probable que les vaisseaux absorbants éprouvent aussi des changements dans cette transformation de la membrane qui tapisse la caverne; mais, quand même cela n'aurait pas lieu, le pus étant supprimé, l'absorption n'est plus à redouter. Mais il faut se hâter de le dire, les choses ne se passent pas toujours d'une manière aussi favorable; plusieurs causes contre lesquelles il est impossible de lutter avec avantage s'opposent au succès. Si le poumon est farci de tubercules, l'évolution rapide; si la vomique est énorme, le sujet dévoré par la fièvre hectique, parvenue à son dernier degré; s'il y a des ulcérations profondes dans les intestins, il n'y a rien à espérer : tout ce qu'on peut obtenir, et j'en ai des preuves, c'est de prolonger la vie des malades.

Peut-on, par l'emploi de l'eau balsamique, arrêter la phthisie au premier et au second degré? Pour répondre à cette question, il faut bien préciser le genre de lésions anatomo-pathologiques, qui se rattache aux diverses phases de la phthisie. Le premier degré, selon moi, commence au moment où le tissu cellulaire qui enveloppe le tubercule ramolli s'est converti en une espèce de membrane qui se déchire ou s'use pour laisser passer la matière cacoplastique dans les bronches. Le second degré est celui où cette membrane change de nature pour devenir pyogénique.

L'eau balsamique, avant que ces lésions n'aient lieu, ne serait probablement d'aucune utilité; je ne l'ai pas expérimentée, car je pense que c'est à une autre série de moyens qu'il faudra recourir, moyens surtout puisés dans l'hygiène dont nous n'avons point à nous occuper. Lorsque le ramollissement tuberculeux commence, rien au monde ne peut arrêter sa marche, comme l'a dit Lænnec lui-même. Mais voyons ce que la médecine peut faire à cette période pour rendre le mal moins grave, et faire arriver la maladie à une issue heureuse. Les deux symptômes les plus tranchés au premier degré sont la fièvre et l'hémorrhagie.

Pour remplir une indication du moment, on cherche le plus souvent, par la saignée, la digitale et les acides, à abattre les forces d'un malade chez lequel l'excitation ne doit être que de courte durée, et que certes vous n'auriez pas cherché à déprimer sans ces accidents intercurrents. A l'excitation, combattue de cette manière, succède la faiblesse, la prostration, la pauvreté du sang qui devient plus liquide, moins riche, plus propre à s'échapper des capillaires. Saigne-t-on ordinairement un sujet lymphatique? lui donne-t-on de la digitale, etc. Pour un succès de quelques heures, on a causé quelquefois un mal irrémédiable ; car le travail de la tuberculisation n'en continue pas moins sa marche invariable, et si la membrane qui tapisse le tubercule ne fournit plus *de sang*, elle ne tarde pas à fournir *du pus*. Or, les recherches physiologiques ont constaté de la manière la plus évidente que l'absorption est d'autant plus active qu'elle s'exerce sur un sujet plus affaibli, ou sur un corps plus dépourvu de sang.

En observant minutieusement ce qui se passe dans le poumon et dans l'organisme, ne pourrait-on pas, par d'autres moyens, agir d'une manière plus rationnelle et plus favorable aux malades? Il est certain qu'il y a un moment d'excitation à passer, mais on ferait mieux peut-être, s'il n'y a pas une indication pressante, bien tranchée à remplir, de rester, pour ainsi dire, spectateur impassible, en cherchant à calmer, à modérer l'accident par les astringents, les styptiques, les moyens révulsifs, etc. L'eau balsamique (cachet rouge), par ses propriétés astrictives, rend dans ces cas de grands services.

PREMIÈRE OBSERVATION. *Phthisie pulmonaire au second degré. Hémoptysies abondantes arrêtées avec succès par l'eau balsamique. (Communiquée par M. le docteur BACH).*

M. Wernick, jeune homme de vingt-cinq ans, employé chez MM. Seltz et Parrot à Strasbourg, marchait d'un pas rapide vers le dernier degré de la phthisie pulmonaire. Né d'un père qui a succombé à cette maladie, il était sur le point d'avoir bientôt le même sort, lorsque ses chefs me prièrent de lui accorder mes soins. Voici quels étaient les symptômes généraux et les signes stéthoscopiques : Amaigrissement, pouls à 120, sueurs colliquatives. Toux fréquente et grasse, expectoration abondante, purulente, fétide, bon appétit, matité sous la clavicule gauche, râle cavernuleux. (Je lui donnai du sucre de saturne de 10 à 15 centigrammes par jour.)

Ce médicament qui est continué pendant dix jours diminue la fièvre (pouls à 90), et supprime à peu près les sueurs. Alors j'administrai l'eau balsamique (cachet rouge), à la dose d'un demi-verre trois fois par jour. J'en continuai l'usage pendant quinze jours. Une absence que je fis m'ayant empêché de voir ce malade, je fus frappé, quand je le revis, de sa bonne mine et du retour de ses forces. Le pouls était à 84 ; les sueurs avaient disparu ; l'expectoration avait diminué des deux tiers ; la toux était devenue rare ; la voix était encore résonnante, mais les râles étaient à peine sensibles. Le malade me dit alors qu'il éprouvait un point douloureux dans la poitrine, et qu'il avait vu quelques stries de sang dans ses crachats. Le traitement fut continué. Le lendemain matin il me fit appeler ; il venait tout à coup d'avoir une hémoptysie abondante ; le sang n'était pas arrêté quand je vins près de lui. Je lui fis boire par verre, d'heure en heure, l'eau balsamique (cachet rouge). Au premier verre l'hémorrhagie était arrêtée; à ma visite du soir, je lui ordonnai de vider la bouteille pendant la nuit.

Je le revis le lendemain matin, il venait d'avoir une nouvelle hémoptysie très-forte; une poignée de sel dans de l'eau ne l'avait pas arrêtée. Je fis de nouveau reprendre l'eau balsamique (cachet vert), parce qu'il n'y avait pas de fièvre, à la dose d'une bouteille par jour. L'hémorrhagie s'arrêta de nouveau, et quoique le pouls fût hémorrhagique, j'en fis continuer l'usage pendant deux jours encore à ces dôses élevées.

J'ai ainsi à la fois obtenu par ce médicament la cessation complète de ce fâcheux accident, en même temps que j'ai à peu près supprimé l'expectoration. Ce jeune homme jouit aujourd'hui d'une bonne santé.

Deuxième observation. *Hémoptysie arrêtée par l'eau balsamique.*

M. F...., instituteur à l'école supérieure de Soultzmatt, maintenant à Mulhouse, fut pris en 1848 d'accès d'hémoptysie; il toussait depuis quelque temps, et on pouvait constater un peu de matité et de résonnance de la voix au sommet du poumon droit. Il prit l'eau balsamique pendant six semaines. Depuis il se porte bien.

Troisième observation. M. X.... fut pris à l'âge de vingt-quatre ans d'une attaque d'hémoptysie qui se répéta pendant plusieurs jours, malgré tous les moyens employés en pareille circonstance. C'est alors que je me déterminai à lui donner pendant plusieurs jours l'eau balsamique (cachet vert) à la dose d'une cuillerée à bouche toutes les deux heures.

L'hémoptysie cessa, il y a dix ans de cela, et elle ne s'est jamais reproduite, quoique j'aie tout lieu d'admettre la présence de tubercules.

Quatrième observation. Joseph Levy, de Soultzmatt, âgé de vingt-cinq ans, me consulta en 1845 pour des attaques d'hémoptysie. Il toussait depuis longtemps, et tous les signes stéthoscopiques m'annonçaient la présence de tubercules ramollis. Après avoir essayé toutes les substances employées ordinairement dans ces circonstances, je lui administrai l'eau balsamique (cachet vert). Dès les premières cuillerées, l'hémorrhagie s'arrêta; je continuai le traitement pendant dix-huit jours, et comme au bout de ce temps il se trouvait bien, il le cessa. Cette année il s'est mis au petit lait et à l'eau balsamique, parce qu'il toussait encore.

L'eau balsamique paraît produire une légère excitation, peu après son administration; mais peut-être ce phénomène n'est-il pas aussi défavorable qu'on pourrait le penser de prime abord. Pendant l'accès, souvent les extrémités sont froides, le sang se retire de la périphérie vers le centre; une excitation modérée ne serait-elle pas un moyen de rétablir l'équilibre? D'ailleurs l'hémorrhagie est-elle toujours active, n'est-elle pas plus souvent l'effet d'une congestion passive? Mais la véritable manière d'agir de l'eau balsamique, c'est d'exercer sa propriété styptique sur les vaisseaux capillaires entr'ouverts, et sur la membrane fongueuse qui laisse suinter le sang. Son action est analogue à celle de l'élixir de Haller, de l'alun, du sucre de saturne; mais elle est plus énergique, parce qu'on peut donner des doses d'eau balsamique comparativement plus fortes; elle est plus durable, parce qu'elle peut être employée indéfiniment. C'est, sans doute, ce qui fait dire à M. le docteur Smith, qu'avec des substances de ce genre il combat la diathèse hémorrhagique.

Plusieurs de mes observations, consignées au commencement de ce chapitre, prouvent que l'eau balsamique a supprimé l'expectoration chez des malades qui, quelques mois auparavant, avaient eu des hémoptysies, et chez lesquels on avait pu reconnaître à l'auscultation le râle caverneux, ou, pour être plus explicite, de petites vomiques. Pour moi, voici l'explication de ces faits. L'eau balsamique, par ses propriétés styptiques, non-seulement modifie l'état patholo-gique de la membrane fongueuse, mais encore elle trans-forme en membrane demi-cartilagineuse la membrane pyo-génique, qui commençait à s'organiser et à fournir du pus. La cavernule, débarrassée de la matière cacoplastique et ta-pissée par une membrane, dont la nature n'est plus ulcé-reuse, peut, vu son peu d'étendue, marcher assez rapide-ment vers la cicatrisation; si de nouveaux tubercules ne viennent à se ramollir, la guérison peut être définitive et durable. C'est à cette période de la maladie que le traite-ment peut devenir difficile à diriger. Qu'il me soit permis d'exposer en peu de mots mes-idées sur ce sujet important. Ordinairement cette phase de la maladie est caractérisée par de la fièvre, et comme elle a souvent une apparence de périodicité, quelques médecins donnent le sulfate de qui-nine. Cette manière d'agir est funeste, dès qu'on la continue pendant plusieurs jours; elle irrite l'estomac, détruit l'ap-pétit et déprime les forces. J'en dirai autant de la digitale, du nitre, de l'iode et même du sucre de saturne : ce sont des moyens hyposténisants, employés chez des scrofuleux. Je dirai plus, je ne crois même le petit lait utile qu'à la condition qu'il provienne de chèvres qui ont brouté des jeunes pousses d'arbustes, qui contiennent un astringent et des herbes très-aromatiques; ce petit lait a la plus grande analogie avec l'eau balsamique. Alors seulement il ne fatigue pas les organes digestifs et ne donne pas la diarrhée si fatale qu'un phthisique, chez lequel ce symptôme se manifeste, échappe rarement à la mort. Je cherche donc autant que possible à nourrir les phthisiques, sans trop les exciter. Si je leur prescris le petit lait ou l'huile de foie de morue, je le fais avec précaution, me hâtant d'y renoncer dès que ces médicaments ne sont plus très-bien supportés. Comme je l'ai déjà dit, l'eau balsamique, qui forme la base de mon

traitement, m'aide merveilleusement à en faire tolérer longtemps l'usage.

Ainsi, tout mon traitement se réduit : 1° A éviter au
début, autant qu'il est possible, de déprimer par les émissions sanguines ou par les moyens hyposténisants, les forces
du malade ; 2° à chercher, au moyen de l'eau balsamique,
à supprimer promptement l'état fongueux de la membrane,
qui s'est formée autour du tubercule, et à empêcher cette
membrane de suppurer.

Les doses que je donne aux malades sont faibles au com-
mèncement, 8 à 10 cuillerées par jour (cachet rouge) ;
peu à peu j'augmente, et j'arrive ainsi successivement à en
prescrire près d'un verre matin et soir, mais en surveillant
bien le malade, afin de ne pas supprimer trop promptement
l'expectoration.

OBSERVATION. Madame X ..., des environs de Strasbourg,
portait une énorme vomique, avait la diarrhée et était arrivée au dernier degré de la phthisie pulmonaire. Son médecin l'envoya à Soultzmatt en 1850, pour être traitée par le
petit lait et l'eau balsamique. Elle commença par se trouver
très-bien de cette médication : l'eau balsamique était donnée
à des doses assez faibles. Malgré cela, l'expectoration diminua rapidement, trop rapidement peut-être. Tous les râles
cessèrent ; la diarrhée devint abondante. Il fallut renvoyer
la malade chez elle, où elle ne tarda pas à succomber.

Je ne puis assez insister sur cette observation malheu-
reuse. Qu'on l'ait toujours devant les yeux, quand on em-
ploiera l'eau balsamique. Une dessication trop prompte des
vomiques irrite la poitrine. Il faudra donc questionner souvent le malade, pour savoir s'il est oppressé, si la muqueuse
n'est pas desséchée. Si ce phénomène a eu lieu, on se
hâtera de ramener la liquidité de l'expectoration par le sel
ammoniaque à la dose d'un à deux grammes par jour ou par
quelqu'autre préparation analogue ; on suspendra immédia-

tement l'usage de l'eau balsamique. Ce que je dis de la phthisie est également applicable au catarrhe pulmonaire, à l'hémoptysie.

M. le docteur HIRTZ, qui a surtout attiré mon attention sur les dangers de ces dessications promptes, m'a cité l'exemple d'un homme atteint d'hémoptysies très-difficiles à arrêter, auquel il donna l'eau balsamique. On fut promptement maître de l'hémorrhagie, mais il en résulta une sécheresse et une difficulté d'expectoration insupportables, de la fièvre. En un mot, en guérissant un mal, on en amena un plus grand.

Je terminerai ce chapitre, en citant un certain nombre des observations les plus curieuses que j'ai recueillies au lit des malades. J'ose espérer qu'elles ne seront pas sans intérêt et confirmeront les propositions que j'ai avancées.

OBSERVATION. *Famille de phthisiques traitée par l'eau balsamique. Guérisons.*

J'eus occasion, dans le cours de ma pratique, d'être appelé successivement chez différents membres d'une famille de Soultzmatt, dans laquelle la phthisie pulmonaire exerçait ses ravages. La mère des personnes dont je vais parler, et deux cousins, avaient succombé à cette maladie.

PREMIÈRE OBSERVATION. Barbe Dissler, âgée de vingt-six ans, était phthisique au second degré ; les règles étaient supprimées. Je lui donnai l'eau balsamique depuis le printemps 1837 jusqu'en 1842 ; au bout de trois mois, les règles revinrent, l'expectoration cessa. Depuis elle a joui d'une bonne santé.

DEUXIÈME OBSERVATION. La seconde sœur, Anne-Marie Dissler, contracta la même maladie à l'âge de vingt-six ans : c'était en 1843. Elle était réduite au dernier degré de marasme. L'expectoration était abondante ; des sueurs colliquatives l'épuisaient ; les règles n'étaient pas entièrement supprimées ; on entendait du râle caverneux. Je lui donnai l'eau balsamique qu'elle a continuée pendant deux ans. La malade ne conserve plus qu'une toux sèche, presque sans expectoration. On peut la considérer comme guérie.

TROISIÈME OBSERVATION. La troisième sœur, Reine Dissler, à l'âge de vingt-six ans, éprouva aussi les premiers symptômes de fonte tuberculeuse en 1848. Elle prit pendant longtemps l'eau balsamique, associée à l'extrait gommeux d'opium; elle guérit momentanément. En 1850 la maladie se reproduisit. Il y eut un nouveau ramollissement de tubercules accompagné de fièvre, de sueurs colliquatives et d'expectoration abondante. Elle a repris l'eau balsamique; depuis deux mois elle va beaucoup mieux: tout me fait espérer une guérison complète.

QUATRIÈME OBSERVATION. *Phthisie pulmonaire au troisième degré, regardée comme désespérée. Guérison par l'eau balsamique. Reproduction de la maladie au bout de sept ans. Mort.*

M. Molly, entrepreneur de bâtiments à Colmar, était arrivé au dernier degré de la phthisie pulmonaire et portait une vaste caverne du côté droit. Il avait été condamné par M. le docteur MACKER, médecin très-expérimenté, dont le diagnostic ne peut être suspect. On me pria de visiter ce malade, abandonné par ce médecin. Je dois avouer que ce fut avec répugnance, et seulement pour condescendre aux instances qu'on me fit, et qu'il eût été inhumain de repousser, que j'acquiesçai à cette demande, et que j'entrepris ce traitement, mais sans espoir de succès. Je donnai à ce malade de l'eau balsamique, associée à l'extrait gommeux d'opium, à la dose d'une cuillerée toutes les trois heures. Le dirai-je, contre toute prévision et au grand étonnement de toute la ville de Colmar, cet homme échappa momentanément à la mort; la caverne se dessécha, il se remit, vécut encore pendant sept ans. Mais la maladie se reproduisit au bout de ce temps, et il succomba. J'ai beaucoup regretté qu'on n'ait pas fait l'autopsie.

Cinquième observation. *Phthisie pulmonaire au deuxième degré. Emploi de l'eau balsamique. Guérison.*

Mad. G. S., de Soultzmaltt, âgée de trente-neuf ans, avait perdu de phthisie son frère à l'âge de dix-huit ans. Atteinte elle-même de cette cruelle maladie, elle vint me consulter en 1834. Les règles étaient supprimées; elle avait du râle caverneux sous la clavicule droite, son expectoration était puriforme, elle n'avait pas eu d'hémoptysie. Comme elle avait une grande répugnance pour les médicaments, je lui donnai l'eau de Selters, associée à l'eau balsamique; elle en prit consécutivement pendant un an, et guérit parfaitement.

Sixième observation. Xavier Wittmer, de Westhalten, Haut-Rhin, âgé de vingt-sept ans, était arrivé au deuxième degré de la phthisie pulmonaire; il portait une caverne au sommet du poumon gauche, son expectoration était abondante et puriforme. Il vint se loger à Soultzmatt, chez son oncle, pour être mieux à portée de mes soins. Je lui donnai pendant deux mois l'eau balsamique, qu'il continua encore pendant deux mois après son retour chez lui; c'était en 1833. Aujourd'hui il est marié et jouit d'une bonne santé ainsi que ses enfants.

Septième observation. *Phthisie pulmonaire au troisième degré. Formation de la membrane demi-cartilagineuse. Emploi de l'eau balsamique. Guérison.*

M. H....., âgé de 50 ans, ayant l'habitus d'un phthisique, s'était bien porté jusqu'à l'âge de 48 ans. A cette époque il fut pris d'une toux sèche qui peu à peu devint grasse. Il maigrissait et avait de la fièvre. Alors seulement il consulta un médecin qui constata un ramollissement tuberculeux au sommet du poumon gauche. Quelque temps après, le malade fut pris d'hémoptysies. Le sang, par les moyens connus, ne tarda pas à s'arrêter; mais la fonte tuberculeuse, malgré l'application d'un séton et l'emploi du sucre de saturne, continua et convertit le sommet du poumon en une vaste caverne, d'où s'échappait pendant la toux une expectoration abondante et puriforme. Tel était l'état du malade lorsqu'il vint à Soultzmatt, où il fut traité par l'eau balsamique. L'expectoration ne tarda pas à diminuer ; après un mois de séjour dans notre établissement, il retourna chez lui. L'eau balsamique fut continuée pendant près de deux ans. Toute trace extérieure de phthisie pulmonaire a disparu, mais on peut reconnaître à l'auscultation une caverne dans laquelle l'air fait le matin osciller quelques mucosités. Les crachats n'ont rien de purulent comme autrefois, ils sont gélatineux. Le meilleur signe de la guérison est l'absence de fièvre et le retour des forces et de l'embonpoint. Ce qui fatigue le plus le sujet de cette observation, c'est de la dyspnée quand il monte les escaliers, et la difficulté de détacher les glaires qui adhèrent aux bronches et au larynx.

Huitième observation. *Phthisie héréditaire constatée. Guérison par l'eau balsamique.*

Eberhard, Jean, de Soultzmatt, né d'un père mort phthisique, et ayant perdu une sœur et deux cousins de la même maladie, en fut atteint lui-même en 1847. Il eut des hémoptysies, une fonte tuberculeuse du côté droit au sommet du poumon, avec expectoration purulente. La maladie passa au deuxième degré. Peu à peu, par l'usage de l'eau balsamique, la caverne se dessécha. On peut encore la reconnaître aujourd'hui, mais elle s'est beaucoup rapétissée ; il est probable qu'elle finira par disparaître entièrement. Il a repris toutes ses forces, de l'enbompoint ; il est guéri. Il est à remarquer qu'aucun de ses parents, qui ont succombé à la phthisie, n'avait été traité par le même moyen.

Neuvième observation. Frère Charles, trappiste au couvent d'OEhlenberg, âgé de quarante ans, d'une constitution scrofuleuse, portait une vomique au sommet du poumon gauche, lorsqu'il vint me consulter. Il était dans un état déplorable. Je lui fis prendre l'eau balsamique et l'huile de foie de morue, traitement qu'il a continué depuis le 16 juin dernier. Son état s'est beaucoup amélioré et l'on peut espérer une guérison.

Dixième observation. *Phthisie pulmonaire au troisième degré, regardée comme désespérée. Guérison par l'eau balsamique.*

M. Graff, âgé de trente-quatre ans, fabricant à Stosswihr, vallée de Münster, était arrivé en 1846 au dernier degré de la phthisie pulmonaire. Ce fut au mois de juin de la même année qu'on m'appela pour la première fois. Sa famille et toutes ses connaissances le regardaient comme perdu. Tous les médecins instruits, consultés à ce sujet, avaient déclaré que le mal était incurable. On s'adressa à moi, sans doute, parce que j'avais obtenu dans la vallée de Münster quelques succès dans le traitement de ces maladies. J'hésitai, quand je vis le malade, à entreprendre un traitement aussi chanceux; mais cédant aux supplications qui me furent faites, je donnai à ce malade, qui était dans le dernier degré de marasme, qui rendait un demi-litre de pus par jour, que la fièvre minait, que la diarrhée colliquative épuisait, je lui donnai, dis-je, l'eau balsamique, associée à l'extrait gommeux d'opium. J'étais à six lieues de l'endroit qu'habitait M. Graff, et ne pouvais le voir que tous les quinze jours. La seconde fois que je lui rendis visite, je fus frappé du mieux sensible qui s'était opéré. L'expectoration était moindre, la diarrhée et les sueurs avaient cessé, les forces commençaient à revenir. Je le vis ainsi, à des intervalles très-éloignés, jusqu'au mois de mai 1847. Alors il n'avait plus de fièvre ; il était redevenu fort et vaquait à ses affaires. Je l'auscultai, il portait une caverne desséchée, dans laquelle on entendait un léger gargouillement. Le matin, l'expectoration qui était à peu près nulle, était muqueuse. En 1851, la maladie a paru vouloir se reproduire; j'employai de nouveau le même remède, et j'eus encore le bonheur de sauver une seconde fois le malade; le 20 août, il est venu à notre établissement pour y passer quelques semaines. On peut toujours constater la présence de la vomique qui existait autrefois. Mais jamais, en voyant cet homme, on ne croirait qu'il a été dans une position aussi fâcheuse. Cependant, je dois le dire, il conserve de l'expectoration gélatineuse, il est un peu essoufflé quand il marche, mais, du reste, il se porte bien.

Onzième observation. M. Meyer, de Balschwiller (Haut-Rhin), âgé de dix-neuf ans, était atteint de phthisie pulmonaire. Il était arrivé au troisième degré de cette cruelle maladie. L'expectoration était abondante; l'auscultation indiquait une caverne du côté droit au sommet du poumon, et des tubercules ramollis du côté gauche. Les extrémités inférieures étaient œdématiées; une diarrhée colliquative et tous les symptômes de la fièvre hectique épuisaient le malade. Il recevait à cette époque (1840) les soins de M. le docteur Deyber, qui lui-même était affecté de cette maladie, à laquelle il a succombé. Tous deux, lui disait-il, nous sommes atteints du même mal, et tous deux nous succomberons : pour nous pas d'espoir. Ce pronostic fâcheux fut communiqué à un ami dévoué qui, ayant entendu parler des cures inespérées que j'avais obtenues, m'adressa ce jeune homme. Il fit mieux ; comme il était de Soultzmatt, il le logea chez lui. Je fus touché de ce dévouement d'un camarade envers son camarade, et ne négligeai rien pour concourir à cette bonne action. Je lui prodiguai tous mes soins ; il prit pendant quatre mois consécutifs l'eau balsamique associée à l'extrait gommeux d'opium, par cuillerée à bouche toutes les deux heures. Ce traitement eut un plein succès, car aujourd'hui ce jeune homme, auquel un médecin instruit ne donnait plus d'espoir, jouit d'une santé florissante. Il a pu reprendre ses études, s'est fait prêtre, et est actuellement vicaire à Altkirch, où il se livre avec ardeur à l'état pénible que sa vocation lui a fait embrasser.

DOUZIÈME OBSERVATION. M. Schuller, George, brigadier-forestier à Pfaffenheim (Haut-Rhin), âgé de quarante-six ans, traité par feu M. le docteur KNOLL, de Rouffach, portait une caverne du côté droit ; il était tombé dans le marasme. Je lui fis prendre l'eau balsamique pendant dix-neuf mois. Au bout de ce temps, il était dans un état satisfaisant, se croyait guéri et vaquait à ses fonctions, lorsqu'un incendie éclata dans sa maison et consuma une partie de ses bâtiments. Le chagrin et l'habitation d'une chambre petite et malsaine donnèrent une nouvelle impulsion à la fonte des tubercules du poumon, et malgré tous mes soins il succomba.

TREIZIÈME OBSERVATION, *communiquée par M. BARTH, médecin à Berstett (Bas-Rhin). Phthisie pulmonaire au deuxième degré. Pleurésie. Emploi de l'eau balsamique. Guérison.*

Fin juin 1850, je fus appelé à donner mes soins à madame G...., habitant Berstett. A l'inspection de la malade, je trouvai la partie supérieure du thorax notablement rétrécie ; par habitude, le corps légèrement voûté. La percussion me fit découvrir de la matité dans la région sterno-mammaire gauche, et un bruit de pot fêlé sous la clavicule du même côté, en même temps qu'une vibration pectorale légèrement sensible. A l'auscultation, je trouvai du râle caverneux sous la clavicule gauche, ainsi que de la pectoriloquie imparfaite et interrompue ; respiration puérile du côté droit.

Les crachats étaient légèrement verdâtres et striés de sang par intervalles ; leur quantité était environ d'un verre à boire ordinaire par vingt-quatre heures. Douleur incessante entre les omoplates.

La dyspnée se présentait tantôt très-intense, tantôt elle était presque nulle. Il y avait de plus suppression des menstrues, des sueurs très-abondantes, de la douleur tantôt vague, tantôt intense dans le colon descendant, mais point de diarrhée.

Je fis prendre à la malade des pilules de camphre, du sirop de morphine et du sucre de saturne.

MM. les docteurs BACH et JACOBI furent appelés en consultation : nous continuâmes le même régime. Huit jours après, nous trouvâmes de la matité dans tout le côté droit ; l'auscultation ne nous permit pas de percevoir le moindre bruit respiratoire, si ce n'est sous la clavicule gauche, où s'entendait toujours le bruit cavernuleux. Nous appliquâmes plusieurs vésicatoires volants camphrés, qui diminuèrent la dyspnée et dégagèrent le côté droit, de manière à nous permettre d'entendre de nouveau le bruit respiratoire, qui nous apparut un peu exagéré dans son mode.

Dans les premiers jours d'août, il y eut assez d'amendement dans la maladie pour permettre à madame G..... d'entreprendre le voyage de Soultzmatt : elle partit le 5, avec un appétit presque nul, un teint blême, des pommettes saillantes et un corps émacié.

Elle revint le 6 septembre totalement changée. Le visage avait une teinte rosée, la saillie des pommettes était presque effacée, l'appétit des plus forts, le corps avait repris un certain enbompoint ; la douleur entre les omoplates ne revenait qu'à de longs intervalles et ne revint plus ; l'habitude voûtée du corps avait totalement disparu. Je me hâtai d'ausculter ; je ne trouvai plus ce craquement métallique entremêlé de bruit de cuir neuf sous la clavicule gauche : il est vrai qu'il y avait exagération de bruit respiratoire et bronchophonie, surtout sous l'aisselle gauche.

La malade se trouva totalement remise au moral. Je lui défendis les exercices violents, ainsi que les travaux d'aiguille. Je lui prescrivis surtout l'usage continué de l'eau balsamique de Soultzmatt (cachet vert). La malade suivit exactement mes conseils ; elle prit tous les jours trois demi-verres de cette eau, ce qu'elle continue encore aujourd'hui. Pendant les trois ou quatre premiers mois de son retour, elle eut fréquemment encore des accès de toux, surtout le matin lors de son réveil ; mais dès qu'elle avait pris de l'eau balsamique, les accès se calmaient. L'automne et l'hiver dernier ont été supportés on ne peut mieux. Depuis un mois environ, la santé de la malade n'est plus ce qu'elle était, sans présenter toutefois des symptômes alarmants ; aussi lui ai-je conseillé, malgré la saison un peu avancée, de retourner à Soultzmatt, conseil auquel la malade va obtempérer. Il me reste à faire observer que depuis son retour de Soultzmatt, les menstrues sont revenues régulièrement, surtout au commencement. Elles ont eu plus de peine à se montrer au bout de quelques mois. J'ai conseillé à la malade d'interrompre l'usage de l'eau balsamique deux ou trois jours avant l'apparition des époques ; grâce à cette interruption, elles ont eu moins de peine à s'établir : ce qui tendrait à prouver la vertu hémostatique de l'eau balsamique.

Berstett, ce 4 septembre 1851.

Qu'on me pardonne d'avoir à ce point multiplié mes observations, qui sont loin d'être toutes consignées ici. Mais j'ai voulu, au risque de paraître fastidieux, prouver par le nombre de guérisons que le hasard seul ne m'a pas servi. Presque tous les individus que je cite, vivent encore : ils pourraient, au besoin, et ils le feraient la plupart avec plaisir, témoigner des faits que j'avance.

C'est à regret que j'ai dû taire beaucoup de noms, pour ne pas effrayer des malades pusillanimes, qui aujourd'hui vivent exempts d'inquiétudes, ne sachant pas combien leur vie avait été en danger.

Il me reste quelques mots à dire sur le traitement de la phthisie pulmonaire des enfants. L'eau balsamique (cachet vert) agit d'une manière plus prompte et plus efficace que chez les adultes. Voici deux observations qui m'ont été communiquées par M. le docteur BACH :

OBSERVATION. Le nommé Lienhart, d'Eckbolsheim, me consulta pour son petit garçon, âgé de quatre ans. Cet enfant, né de parents délicats, toussait depuis près de deux mois ; il avait maigri, il était pâle, une fièvre continuelle le minait, il avait des sueurs abondantes pendant la nuit, l'appétit avait fléchi. A l'auscultation, je pus constater du gargouillement au sommet du poumon droit. M. le docteur WIEGER, chef de clinique de la Faculté, qui, par hasard, se trouvait avec moi, voulut bien examiner le malade. Il reconnut la présence d'une petite vomique.

Je conseillai l'eau balsamique (cachet vert) à la dose de trois cuillerées à bouche trois fois par jour. Au bout de deux mois, cet enfant jouissait d'une santé florissante.

OBSERVATION. Une petite fille, âgée de huit ans, d'une constitution délicate, blonde, lymphatique, était tourmentée d'une toux sèche depuis plusieurs mois. Elle avait de la fièvre, des sueurs nocturnes ; l'appétit était nul. On avait négligé de me consulter, parce qu'on croyait que cet état tenait à la croissance et à la seconde dentition. Mais le mal ayant empiré, je fus appelé. Je reconnus que cette enfant avait des tubercules ramollis au sommet du poumon gauche ; depuis quelques jours, on avait remarqué une expectoration jaunâtre : c'était du pus. Je ne dissimulai point les craintes que cet état devait inspirer. Nous étions en été ; je fis immédiatement partir l'enfant pour la campagne. Je lui fis prendre l'huile de foie de morue et l'eau balsamique (cachet vert) à la dose de trois cuillerées trois fois par jour. J'ordonnai le lait de vache, un régime doux jusqu'au moment où la fièvre aurait cessé. Au bout de deux mois d'absence, je revis cette petite fille : tous les accidents avaient cessé. La guérison était complète.

Chapitre IV. — De l'emploi de l'eau balsamique dans les hémorrhagies et dans quelques affections cachectiques.

Si l'eau balsamique resserre les cryptes ou les membranes qui sécrètent le mucus, pourquoi ne resserrerait-elle pas les extrémités des vaisseaux sanguins? Partant de ce point de vue, nous commençâmes à l'appliquer aux hémorrhagies, choisissant de préférence celles qui ne nous paraissaient pas être actives, ni entretenues par une turgescence vitale ou un état inflammatoire. Nous évitâmes aussi de l'employer dans les lésions organiques bien constatées, où l'hémorrhagie se fait par une véritable ouverture des vaisseaux.

Les cas dans lesquels on réussit sont ceux pour l'estomac et pour les intestins, où l'hémorrhagie tient à une stase sanguine, occasionnée par une lésion du cœur, qui gêne la circulation, ou par une oblitération causée par des caillots formés dans quelques parties des veines qui pénètrent dans le foie ou qui en sortent pour se rendre dans le cœur (veine-porte, veines hépatiques simples, etc.). L'eau balsamique exerce encore ici sa double action : stimulation, pour activer le système sanguin, astriction de la membrane muqueuse pour arrêter la transsudation du sang. Je citerai à cette occasion une observation qui m'a été récemment communiquée.

Un homme de soixante ans, accoutumé par son état à une vie sédentaire depuis longues années, fut subitement pris d'une hémorrhagie intestinale des plus abondantes. Le sang qu'il rendait par l'anus était noir et ne renfermait que peu de caillots. Pendant l'accident, il perdit connaissance, le pouls devint faible, les extrémités froides. A l'examen du malade, on ne put découvrir dans le ventre aucune lésion capable d'expliquer cette perte de sang. Le médecin l'attribua à une stase de sang dans la veine-porte. Pour parer aux premiers accidents, il eut recours aux applications froides, à l'élixir acide de Haller, au seigle ergoté, aux lavements froids. L'hémorrhagie s'arrêta, mais elle se reproduisit peu de jours après. Les mêmes symptômes inquiétants s'étant renouvelés plusieurs fois, on eut l'idée de donner l'eau balsamique (cachet vert) à la dose de deux verres, puis de trois verres ; elle fut continuée pendant huit jours : l'hémorrhagie cessa et ne se reproduisit plus.

OBSERVATION. Une jeune fille de Soultzmatt, âgée de vingt-deux ans, était depuis quatre années tourmentée par une chlorose qui avait imparfaitement cédé aux préparations ferrugineuses. Les règles étaient trop abondantes ; ce qui m'engagea à lui faire prendre quelques jours avant les époques deux verres d'eau balsamique par jour. J'obtins une diminution notable du flux menstruel, et l'état général commençait à s'améliorer, lorsqu'elle fut prise tout à coup de pertes de sang abondantes par les selles. Au bout d'un temps très-court, l'anémie devint extrême; le pouls était filiforme (135 pulsations); il y eut des lipothymies ; la soif était ardente; les extrémités étaient froides. Je me hâtai de lui faire prendre l'eau balsamique (cachet vert) à la dose de quatre cuillerées à bouche toutes les heures. Je lui administrai en même temps des lavements avec l'eau balsamique. Après trois jours de traitement, l'hémorrhagie a cessé. La malade est aujourd'hui convalescente, et tout me fait espérer une issue favorable.

Ce que je dis ici pour la membrane muqueuse gastro-intestinale, est bien plus applicable encore à la membrane muqueuse génito-urinaire. Chacun connaît l'influence spéciale que certains beaumes exercent sur ces organes ; aussi réussit-on très-bien avec l'eau balsamique (cachet vert) à arrêter l'hématurie et les hémorrhagies utérines. Mais il faut la donner à haute dose, et ne s'en servir que lorsque l'inflammation n'est pas très-prononcée. Les hématuries, qui sont dues à un état de congestion passive des vaisseaux, à une atonie de la membrane muqueuse ou à un état fongueux de la vessie, suite assez fréquente du catarrhe de cet organe, sont souvent promptement arrêtées par l'emploi de l'eau balsamique. Je sais bien qu'on a prétendu que la térébenthine et le copahu pouvaient déterminer l'hématurie : cela peut être ; mais cet accident dépend de l'abus qu'on a fait de ce médicament, dont l'activité ne permet pas toujours de graduer l'action. Avec l'eau balsamique, on n'a pas à craindre cet inconvénient, à moins de l'employer d'une manière inconsidérée.

La matrice, que l'anatomie démontre être un des organes le moins riche en vaisseaux sanguins, acquiert au moment de la menstruation, de la gestation, de l'accouchement, ou dans certaines conditions pathologiques, une vascularité vraiment désespérante pour le praticien. Témoins ces menstrues abondantes qui épuisent la jeune fille, ces fausses couches accompagnées d'hémorrhagies incoërcibles, ces grossesses et ces accouchements, où les pertes de sang sont tellement abondantes, qu'elles menacent de compromettre l'existence ; ces morts presque subites, où le sang s'échappe avec la vie ; ces lésions si variées de l'utérus dans lesquelles le caractère le plus tranché est l'hémorrhagie. C'est donc pour les pertes de sang de cet organe que le médecin est le plus souvent consulté. Chez les jeunes filles chlorotiques, les règles trop abondantes tiennent le plus souvent à un défaut de plasticité, de richesse du sang qui transsude trop facilement à travers la membrane muqueuse utérine relâchée. Reconstituer les éléments du sang, chercher à resserrer la muqueuse de l'utérus, telle est la base de tout bon traitement. Le premier effet s'obtient par les ferrugineux, il est souvent même suffisant pour enrayer le mal ; le second par les astringents ; mais la plupart d'entre eux sont nuisibles dans la chlorose, surtout lorsqu'on les continue longtemps. L'eau balsamique (cachet vert), par ses propriétés stimulantes et astringentes à la fois, par son action spéciale, pour ainsi dire, sur les organes génito-urinaires, mérite toute l'attention du médecin ; son usage continué pendant l'époque menstruelle diminue l'écoulement. La dose à employer est au moins de deux verres par jour, si l'estomac n'est pas irrité. Elle facilite alors la digestion et excite l'appétit. Mais je crois ici devoir rendre le médecin attentif à une chose : il faut généralement éviter, à moins d'indications spéciales dont je parlerai tout à l'heure, de donner l'eau balsamique à l'approche de la période menstruelle ; car elle est capable de l'enrayer, et même de la supprimer. Je citerai à cette occasion un fait qui m'a été rapporté par M. le docteur HIRTZ, qui prouve l'influence de l'eau balsamique sur la menstruation. Il donnait ses soins à une dame que des règles trop abondantes fatiguaient beaucoup. L'idée lui vint de faire prendre chaque fois, deux ou trois jours avant l'époque, une bouteille d'eau balsamique. Il eut la satisfaction d'obtenir une diminution notable de l'écoulement. Avant chaque époque, cette dame prend cette préparation, et les règles sont ainsi artificiellement redevenues normales. Voici l'observation, telle que M. le docteur HIRTZ me l'a transmise.

Madame E...., âgée de trente-deux ans, d'une très-belle constitution, d'un embonpoint prononcé, accoucha, il y a dix ans, sans aucun incident remarquable ; deux ans après, nouvelle grossesse suivie, au bout de trois mois, d'un avortement avec perte de sang abondante, qui dura deux mois et fut très-difficile à arrêter. Depuis ce temps les règles, venant toutes les cinq semaines, s'arrêtent chaque fois très-difficilement, et souvent ne laissent que quelques jours d'intervalle entre deux époques ; d'autres fois elles disparaissent pendant deux mois pour revenir avec plus d'impétuosité et d'opiniâtreté que jamais. Un examen souvent répété des parties génitales, tant par le toucher que par le spéculum, n'a jamais révélé le moindre dérangement organique, tout au plus croit-on reconnaître un peu de relâchement du col utérin. Les moyens les plus variés furent tour à tour employés ; les astringents externes et internes, les fomentations froides, le tamponnement, les injections, la cautérisation du col utérin, l'application par le tampon de poudres et de teintures astringentes, de colophane, de tannin, d'alun ; à l'intérieur, le seigle ergoté, les acides minéraux, l'ipécacuanha, la saignée répétée. Quelquefois ces moyens agissaient temporairement, d'autres fois ils restaient complétement inutiles, et plusieurs fois l'hémorrhagie n'a cessé que quand la malade, épuisée de sang, pâle et sans pouls, était dans une demi-syncope permanente. Plusieurs praticiens virent la malade, entre autres M. le professeur STOLTZ. Elle était encore une fois dans cet état au commencement de l'hiver dernier. Depuis six semaines les règles s'étaient converties en une hémorrhagie permanente ; le sang partait tantôt par jets, tantôt en caillots ; il traversait les tampons trempés dans une forte solution de tannin ; il résistait et à l'emploi des poudres d'ergot et à celui des acides minéraux. Dans cette conjoncture j'eus l'idée d'administrer l'eau balsamique ; la malade prit trois verres par jour (cachet vert), et dès le même jour le sang s'arrêta. On continua l'usage de ce moyen encore durant trois jours, au bout desquels la malade put se lever, quoique très-faible encore. Deux mois après, les règles revinrent, et par précaution, la malade prit d'elle-même quelques verres de cette eau ; tout se passa naturellement. Vers le printemps, Madame E... fit un voyage à Paris ; pendant son séjour elle eut ses règles qui cessèrent au bout de dix jours. Cet été, pendant mon absence au mois de juillet, il y eut une nouvelle tendance à l'hémorrhagie ; les règles tendirent à se prolonger, déjà quelques caillots de sang, signes précurseurs, commençaient à paraître : elle prit sur elle de faire chercher de l'eau balsamique, qui eut encore pour effet d'arrêter le sang. Depuis elle se porte très-bien.

Ces faits sont fertiles en applications thérapeutiques. J'en citerai un autre du même genre.

Mademoiselle S...., de Mulhouse, étant aux bains de Soultzmatt en 1851, me consulta pour savoir comment elle pourrait faire pour diminuer l'abondance de l'époque menstruelle, qui durait ordinairement huit jours, ce qui la fatiguait beaucoup, et l'avait pâlie et maigrie. Je lui fis prendre avant l'apparition des règles, et pendant les périodes, un demi-verre d'eau balsamique (cachet vert), matin et soir. Les règles qu'elle eut pendant son séjour à Soultzmatt furent bien moins abondantes, et ne durèrent que quatre jours. Cette diminution de l'écoulement eut le plus heureux effet sur cette malade. L'appétit qui avait faibli revint ; elle cessa d'être pâle et reprit des forces. Je lui conseillai de prendre pendant quelque temps l'eau balsamique deux ou trois jours avant l'apparition des époques.

Sous l'influence d'excitations de différente nature que je me dispenserai d'examiner ici, la membrane interne de la matrice se congestionne, se boursouffle et finit par devenir fongueuse. Alors par les causes les plus légères surviennent de petites hémorrhagies entre le temps des époques. Plus souvent encore la période menstruelle est beaucoup plus longue et plus abondante qu'elle ne devrait l'être ; la femme maigrit, devient pâle et faible ; le toucher, l'examen au spéculum, ne révélant aucune lésion appréciable, on a recours au traitement interne. (Astringents, seigle ergoté, injections, etc.) Comme ces moyens échouent souvent, on a proposé les injections dans le col de la matrice, ou la cautérisation de la membrane interne de l'utérus avec le nitrate d'argent. Ces deux derniers moyens peuvent être très-efficaces, mais ils sont extrêmement dangereux, et peuvent devenir mortels.

Je citerai à cette occasion une observation que M. le docteur BACH a bien voulu me communiquer. Voici ce qu'il m'écrivit : Vous me demandez le résultat de mes observations sur l'efficacité de l'eau balsamique dans les hémorrhagies utérines. Je commencerai par vous en citer une où l'eau balsamique a échoué ; il est vrai de dire qu'elle ne put, vu la gravité de la maladie qui ne permettait pas de faire des essais, être continuée assez longtemps.

OBSERVATION. *Hémorrhagie utérine survenue probablement à la suite d'une fausse couche. Emploi inutile de tous les moyens internes les plus efficaces. Cautérisation de la membrane interne de l'utérus. Accidents graves. Guérison.*

Madame V..., demeurant à Strasbourg, âgée de trente-six ans, mère de deux enfants, ayant joui d'une bonne santé, n'avait jamais eu d'affection de la matrice. Au mois de novembre 1850, elle éprouva une perte abondante ; les règles avaient manqué une fois, ce qui nous a fait présumer qu'elle était enceinte. L'hémorrhagie ne cessant pas, elle me fit appeler. L'examen de la malade ne m'ayant fait reconnaître aucune lésion, ni du col, ni de la matrice, qui était seulement un peu plus developpée qu'à l'état normal ; je lui donnai successivement le seigle ergoté, les acides, le ratanhia, l'eau balsamique (cachet vert), à la dose de deux verres par jour ; je la continuai pendant huit jours. J'ordonnai des injections avec le tannin, l'écorce de chêne, l'alun, etc. Tous ces moyens furent sans effet, la malade s'affaiblissait, et était, au bout d'un mois, arrivée à un degré d'anémie, qui devenait inquiétant. Mon ami, M. le professeur SCHÜTZENBERGER voulut bien venir se joindre à moi. Nous traitâmes ensemble cette malade, essayant de nouveaux plusieurs des médicaments que j'avais déjà employés. Voyant que tout échouait, et que la vie de cette dame était en danger, nous eûmes recours à la cautérisation avec la sonde de Lallemand que je portai dans l'intérieur de l'utérus. Trois cautérisations, faites rapidement, suffirent pour amener la cessation complète de l'hémorrhagie; mais il survint une métrite, puis une péritonite circonscrite. Malgré l'état anémique, nous fûmes obligés d'appliquer des sangsues. Enfin, cette dame paraissait se remettre; mais elle conservait une douleur assez vive dans la région hypogastrique. Tout à coup l'inflammation presque latente se réveilla; il y eut de la fièvre, des frissons, on sentait un engorgement de tout le tissu cellulaire du côté droit du petit bassin. Un instant nous craignîmes la formation d'un abcès. Enfin, après six semaines de traitement, pendant lesquelles on employa successivement cent cinquante sangsues, des cataplasmes, des frictions mercurielles, du calomel, à l'intérieur des purgatifs salins, nous sommes parvenus à rétablir cette malade, nous promettant bien de ne recourir désormais à la cautérisation de la matrice ou à l'injection dans sa cavité qu'à la dernière extrémité.

A cette occasion, M. le professeur Schützenberger me cita des faits qui n'étaient guère plus rassurants que celui que je viens de vous raconter. Je dois vous dire que l'eau balsamique a produit un meilleur résultat dans un autre cas.

Observation. *Métrorrhagie durant depuis six mois. Emploi de l'eau balsamique. Guérison.*

Une jeune femme, mère de deux enfants, vint me consulter pour des pertes assez abondantes qu'elle avait depuis six mois; elle en ignorait la cause, ou bien elle ne voulut pas me la faire connaître. Elle commençait à s'affaiblir. Je l'examinai, et ne trouvai aucune lésion appréciable. J'appris qu'elle avait pris beaucoup de médicaments. Je lui conseillai l'eau balsamique (cachet vert); elle en prit trois bouteilles, par demi-verre, matin et soir. Elle ne se présenta chez moi que six semaines après, pour m'annoncer qu'à peine avait-elle pris une bouteille de cette eau, que l'hémorrhagie avait cessé, et que depuis elle ne s'était plus reproduite.

OBSERVATION. Une dame, âgée de trente-trois ans, mère de deux enfants, vit ses règles se supprimer; elle se crut enceinte de deux mois. Tout à coup elle fut prise d'hémorrhagies abondantes; elle perdit beaucoup de caillots. Malgré l'emploi des astringents à l'intérieur, et en injections du seigle ergoté, les pertes continuèrent. Il y avait six semaines que cet état durait, lorsqu'on eut recours à l'eau balsamique (cachet vert), la malade en prit deux verres par jour. Elle n'avait pas achevé la seconde bouteille que l'hémorrhagie avait cessé pour ne plus se reproduire, quoique, pour mieux juger de l'effet du médicament, on ait conseillé à cette dame de se lever et de marcher, sans toutefois se fatiguer.

L'eau balsamique peut être fort utile pour arrêter les pertes de sang qui surviennent pendant la grossesse, et peut devenir ainsi un moyen précieux pour empêcher l'avortement.

En voici une observation remarquable : Madame Bloch, de Soultzmatt, âgée de trente-huit ans, mère de six enfants, avait perdu ses règles depuis dix semaines. Tout à coup il parut des caillots de sang; la sage-femme ne put constater l'état de grossesse, mais dans le doute, je lui conseillai le repos le plus absolu; l'hémorrhagie cessa, mais se reproduisit à plusieurs reprises. Un jour elle devint tellement abondante, que la malade eut des faiblesses; alors je lui donnai l'eau balsamique à la dose d'une cuillerée à bouche toutes les heures. Elle n'en avait pas pris une bouteille que le sang ne reparut plus. Je la revis quelques semaines plus tard ; le ventre s'était développé, et il me devint facile de constater que cette femme était enceinte de plusieurs mois.

Dans l'avortement naturel ou provoqué, la première indication à remplir, après l'expulsion du produit, est de faire cesser l'hémorrhagie qui tient tantôt à ce que la matrice n'est pas entièrement débarrassée, tantôt à ce que les vaisseaux utérins sont restés béants ; dans l'un et l'autre cas, c'est au seigle ergoté, aux applications froides, aux injections, à la titillation de l'utérus, à la compression de l'aorte descendante, qu'il faudra avoir recours. Souvent, par ces moyens bien combinés, bien appliqués, l'hémorrhagie s'arrête ; cependant quelquefois elle continue de manière à devenir très-inquiétante, non par son abondance, mais par sa durée. C'est dans des cas de ce genre, qui paraissent provenir de ce que la muqueuse de la matrice prend un caractère fongueux, que l'eau balsamique est réellement utile ; mais elle doit être donnée à haute dose et continuée pendant un certain temps. Je n'ai, comme on le voit, que peu d'expérience sur son application dans les cas de grossesses accompagnées de pertes de sang, ou dans les hémorrhagies utérines à la suite des accouchements. Le seigle ergoté sera toujours, dans ces circonstances, un moyen presque héroïque. Je citerai cependant à ce sujet une observation qui m'a été communiquée encore par M. le doct. BACH.

OBSERVATION. *Métrorrhagie, suite de couches, arrêtée par l'eau balsamique.*

Louise N...., âgée de trente ans, native de Strasbourg, accouchée à peine depuis six jours, avait cru pouvoir, sans inconvénients, reprendre ses occupations, comme elle l'avait fait dans ses couches précédentes. Tout à coup elle fut prise d'une métrorrhagie tellement abondante, qu'elle perdit connaissance. Je ne pus, lorsqu'on m'appela, me rendre immédiatement chez elle, mais j'ordonnai de lui donner de demi-heure en demi-heure l'eau balsamique (cachet vert).

à la dose d'un verre. A mon arrivée, deux heures après, elle me dit qu'après avoir pris le premier verre, l'hémorrhagie s'était arrêtée. Il est vrai de dire, qu'en faisant coucher cette femme, on avait peut-être déjà fait cesser une des causes du mal.

Il va sans dire qu'on ne retirera pas de grands effets de l'eau balsamique dans les hémorrhagies dues à des polypes utérins, ou à un cancer de la matrice, non qu'elle soit nuisible, mais probablement elle devra être sans efficacité. Cependant ne serait-ce pas un moyen efficace de diminuer les pertes sanguines qui accompagnent ces affections? Si l'eau balsamique agissait dans tous les cas d'hémorrhagie utérine d'une manière certaine, ne devrait-elle pas être préférée au seigle ergoté dont l'action dépressive et toxique peut bien ne pas être sans inconvénients sur des sujets affaiblis par des pertes de sang. Car on sait, quoique je n'aie aucune preuve de cet accident dans son administration, que le seigle ergoté peut déterminer la gangrène. Nos journaux de médecine en citent plusieurs exemples.

Si, comme je l'ai démontré par des faits nombreux, l'eau balsamique possède des propriétés stimulantes et astringentes à la fois, je puis, sans crainte, la recommander dans certaines altérations du sang, qui souvent amènent des hémorrhagies, et dans certaines cachexies hémorrhagiques, succédant soit aux affections typhoïdes, soit à d'autres états pathologiques.

Le scorbut, par exemple, que les auteurs les plus recommandables : Huxam, Magendie, Andral, Gavaret, attribuent à ce que le sang est défibriné par les alcalis, et à une faiblesse des tissus, sera modifié par l'eau balsamique (cachet vert). C'est sans doute pour obtenir un résultat analogue, que les médecins de marine conseillent une liqueur faite avec la décoction de jeunes branches de sapin *(pinus sylvestris)*, bière appelée *sapinette*.

Il me paraît probable que si on pouvait, sur les navires qui sont menacés du scorbut, faire boire aux gens de l'équipage une eau analogue à mon eau balsamique, on éviterait les tristes effets de cette cruelle maladie. Et je puis affirmer que rien ne serait plus facile, si les gouvernements voulaient y prêter la main.

Je n'ai pas eu occasion d'observer souvent le scorbut; mais j'ai eu à soigner le purpura hémorrhagique, et j'ai parfaitement réussi à le guérir par l'eau balsamique.

OBSERVATION. La femme d'Abraham Geismar, de Soultzmatt, vint me présenter un enfant âgé de quatorze mois. Tout son corps était couvert de taches rouges-brunâtres de différentes grandeurs, un écoulement de sang véritable, hémorrhagie passive, se faisait par la conjonctive de l'œil droit et par le nez. L'enfant était pâle et faible; on avait vainement essayé d'arrêter le sang par différents moyens. Je lui appliquai sur l'œil et contre les narines une compresse trempée dans l'eau balsamique (cachet vert); quelques instants après, l'hémorrhagie était arrêtée; mais comme elle n'était que le résultat d'un mal plus général, je fis prendre à cet enfant l'eau balsamique (cachet vert), à la dose de trois demi-verres par jour. Les taches pâlirent au bout de trois jours : il en a fallu dix pour les faire disparaître entièrement.

Les traitements mercuriels, surtout le traitement par salivation ou de Fabre, produisent un scorbut artificiel; il est remarquable combien on peut retirer de bons effets de l'eau balsamique pour empêcher une salivation excessive.

OBSERVATION. M. W...., affecté depuis plusieurs années d'une syphilis constitutionnelle, fut soumis au traitement par les frictions, toutes les autres préparations mercurielles prises à l'intérieur et l'iodure de potassium ayant échoué. La langue était gonflée et ulcérée. Dans cette position critique, on le fit gargariser avec l'eau balsamique (cachet vert); il prit cette préparation intérieurement à la dose d'une bouteille par jour. Le ptyalisme ne tarda pas à diminuer, les gencives se raffermirent; la langue, qui était ulcérée, fut cautérisée par l'acide hydrochlorique. Il ne fallut que cinq jours pour arrêter à peu près une salivation qui paraissait devoir être longue et orageuse.

En voyant les avantages qu'on peut retirer de l'eau balsamique dans certaines cachexies, où l'appauvrissement du sang était bien constatée, il me vint à l'idée de l'essayer dans la syphilis tertiaire, non que j'aie un instant pensé que l'eau balsamique puisse jamais remplacer le mercure. Mais nous savons tous qu'il est des cas, malheureusement assez nombreux, où le mercure non-seulement est inutile, mais où il devient même nuisible, en achevant de détériorer et d'anéantir des constitutions débiles. Si l'eau balsamique pouvait réussir, c'était au même titre peut-être que l'iodure de potassium, qui, comme on le sait, ne guérit pas radicalement la syphilis, mais permet au mercure qui a déjà été pris ou qu'on fait prendre consécutivement d'agir avec efficacité.

J'employai pour la première fois ce médicament chez un jeune homme dont j'ai déjà rapporté l'histoire au commencement de cet opuscule. Voici quelques autres observations qui me paraissent dignes d'intérêt :

M. S...., âgé de cinquante-cinq ans, avait contracté un chancre phagédénique qui, au bout de quatre mois, avait envahi le gland et le prépuce; d'autres ulcères de même nature avaient perforé l'urètre près des bourses; le scrotum, la partie interne des cuisses étaient entamés; l'urine s'écoulant sur ces organes, ils s'étaient gonflés et endurcis. Il y avait un grand état de dépérissement, et cet homme semblait devoir succomber. Le mercure, mal employé, avait été inutile, quoique les doses prescrites eussent été considérables. Il ne s'agissait donc plus de donner des préparations de ce genre. Je conseillai au malade de prendre l'iodure de potassium, à la dose d'un gramme par jour dans un litre d'eau balsamique. Au bout de huit jours, je donnai deux grammes. Une légère amélioration s'étant manifestée, je continuai encore ce traitement pendant huit jours. Puis je supprimai l'iodure de potassium, qui fatiguait l'estomac, pour ne faire usage que de l'eau balsamique, à la dose d'un litre par jour. Je l'employai aussi pour les pansements. Chose remarquable, au bout de trois semaines tous les ulcères avaient disparu, sauf la fistule, qui a persisté ; mais les parties génitales ont repris leur forme et leur volume normal. J'ai, par mesure de précaution, fait continuer ce traitement pendant six semaines. J'avais ici employé l'iodure de potassium, de sorte que l'action de l'eau balsamique pourrait être contestée. Conservant moi-même des doutes, je me réservais d'éclaircir le fait : l'occasion ne tarda pas à se présenter.

Notre chef de cuisine connaissait, dans les environs de Colmar, deux époux qui étaient atteints de syphilis invétérée ; ils avaient des excroissances aux parties génitales, des taches syphilitiques, etc. Ils chargèrent cet homme de me consulter. J'appris alors que plusieurs traitements mercuriels avaient été inefficaces. Comme le but de la consultation était de me demander si je croyais l'eau balsamique utile dans cette maladie, j'eus hâte d'en faire parvenir vingt-cinq bouteilles à ces personnes. Les symptômes s'étant amendés, on m'en demanda vingt-cinq autres. Après ce traitement, l'homme fut entièrement guéri ; la femme se présenta aussi à moi : elle portait encore quelques excroissances, que je cautérisai légèrement ; elles ne se reproduisirent plus.

OBSERVATION. Une jeune fille, âgée de vingt-un ans, était atteinte depuis six mois d'un écoulement ; elle avait aux grandes lèvres un ulcère syphilitique ; plus tard survinrent des excroissances et des taches cuivrées. Elle avait fait un traitement mercuriel très-incomplet. Je lui donnai pendant six semaines l'eau balsamique (cachet vert), à la dose d'une demi-bouteille par jour. Je lui fis faire des injections avec cette même eau : au bout de ce temps, tous les symptômes avaient disparu.

J'ai, dans ces différents cas, pu observer que l'eau balsamique est un excellent modificateur des ulcères syphilitiques.

Les bons effets de l'eau balsamique dans la phthisie pulmonaire ne peuvent-ils pas faire croire qu'elle ne sera pas inutile dans le traitement des scrofules?

Les résultats que j'avais obtenus de l'emploi de l'eau balsamique, pour diminuer les supersécrétions des membranes muqueuses, m'inspira l'idée de voir si le même effet ne pourrait pas être obtenu sur la sécrétion exagérée des membranes séreuses, c'est-à-dire dans les hydropisies. Je n'essaierai pas aujourd'hui d'expliquer l'action de ce nouvel agent pharmaceutique : mes observations sont trop peu nombreuses. Est-ce au principe astringent, est-ce au principe stimulant et tonique que cette eau renferme que sont dues les guérisons que j'ai obtenues ? Je l'ignore.

Je me contenterai de citer trois observations que j'ai recueillies dans ma pratique.

Observation. La femme de Jacques Echbls, de Bilsheim, (Haut-Rhin), était atteinte depuis dix-huit mois d'une hydropisie ascite lorsqu'elle me consulta pour la première fois. Je ne pus découvrir la cause première de la maladie. Le ventre avait acquis un volume énorme; les forces étaient tellement tombées, que ce fut à mon corps défendant que je pratiquai la ponction ; je retirai vingt-sept litres de liquide. Pour soutenir les forces, je donnai l'eau balsamique (cachet vert), par cuillerées à bouche toutes les deux heures. Peu à peu elle se fortifia; l'hydropisie ne reparut plus. Quatre mois après l'opération, elle a pu reprendre ses travaux ; aujourd'hui elle est guérie.

OBSERVATION. Michel Dornstetter, de Soultzmatt, âgé de quarante ans, était atteint d'une ascite avec anasarque, que j'attribuai à des excès de boisson. Après avoir épuisé tous les diurétiques, j'eus recours à l'eau balsamique (cachet vert), à la dose d'un demi-litre environ par jour. Les urines, dès les premiers jours, coulèrent abondamment. Au bout de trois semaines, guérison.

OBSERVATION. Le 18 septembre 1851, je fus appelé chez M. Schmitt, pasteur à Müllewihr (Haut-Rhin), atteint d'ascite et d'anasarque, survenus à la suite d'un engorgement chronique du foie. L'affection durait depuis plusieurs mois; l'épanchement était considérable; il y avait beaucoup de dyspnée et un grand état de faiblesse. Je prescrivis la gratiole, associée à l'eau balsamique. Mais trois jours après ma première visite, les accidents de suffocation ayant augmenté, M. le docteur BENCKART, médecin très-distingué de Kaisersberg, qui traitait ce malade, crut devoir pratiquer la ponction. Il retira seize litres de liquide. Quelques jours après, je revis le malade : il était soulagé, mais déjà le liquide se reproduisait et la faiblesse était extrême. Je conseillai de continuer l'usage de l'eau balsamique, à la dose d'une demi-bouteille par jour, pour relever les forces et pour obtenir la résorption du liquide. A ma cinquième visite, je trouvai que l'épanchement avait augmenté, mais la faiblesse était moins grande; le malade commençait à se lever. Ces considérations me firent ajourner la ponction, proposée de nouveau par M. le docteur BENCKART. Je n'eus pas à me plaindre de cette détermination, car bientôt les urines devinrent abondantes, la soif cessa; je pus constater une diminution notable de l'épanchement; l'infiltration des membres avait disparu. Il ne fut plus question de pratiquer la ponction. Le malade se trouvait tellement bien, qu'il manifesta le désir d'aller chez son gendre, qui reste à Orbey, village éloigné de quatre lieues de celui qu'il habitait. Le même traitement fut encore continué pendant un mois : je conseillai même d'augmenter la dose de l'eau balsamique. J'ai depuis reçu une lettre, par laquelle on m'annonce que l'hydropisie a entièrement disparu, mais qu'on peut constater sans peine l'hypertrophie du foie.

Il n'est pas douteux que la maladie se reproduira, mais il n'en est pas moins constant que l'eau balsamique a produit ici un effet excellent.

Ce n'est là qu'un aperçu de ce qu'on peut obtenir dans les maladies de ce genre par l'emploi de l'eau balsamique ; le médecin qui lira ces lignes saura en profiter suivant les indications à remplir, et nous n'en doutons pas, la voie que nous ne faisons que tracer, sera exploitée utilement dans la pratique médicale. On préférera l'eau balsamique à une foule d'autres substances dont l'action est douteuse ou l'application difficile.

Nous avons si peu de fièvres typhoïdes dans notre contrée, que nous pourrions presque en nier l'existence ; aussi n'ai-je pas eu souvent l'occasion d'appliquer l'eau balsamique dans les cas d'hémorrhagies survenant dans cette terrible affection ; mais je n'ai pas hésité, guidé par l'analogie, à l'employer dans des cas de ce genre. Obtenir le resserrement des muqueuses qui laissent suinter le sang appauvri, donner un certain degré de stimulation momentanée à toute l'économie, n'est-ce pas le plus efficace de tous les traitements qu'on a proposés contre cet accident si redoutable. Quelle préparation ou quel médicament remplit mieux que l'eau balsamique cette indication?

Observation. J'ai vu à Orschwihr (Haut-Rhin) une jeune fille, âgée de vingt-un ans, d'une constitution lymphatique, qui, au quatorzième jour d'une fièvre typhoïde avec symptômes muqueux, eut une hémorrhagie intestinale des plus graves. Dans l'espace de quatre heures de temps, elle perdit par cinq selles plus d'un demi-litre de sang. La faiblesse devenant extrême, on me fit de suite chercher. J'eus hâte de prescrire l'eau balsamique (cachet vert), à la dose d'un demi-verre toutes les heures ; je lui fis en même temps administrer un lavement de cette eau. L'hémorrhagie s'étant complétement arrêtée au bout de deux heures, je ne donnai plus l'eau balsamique que par cuillerées à bouche d'heure en heure. La soif ardente qui existait et tous les mauvais symptômes disparurent, et cette malade ne tarda pas à entrer en convalescence.

CHAPITRE V. — De l'emploi de l'eau balsamique contre la leucorrhée.

La leucorrhée, écoulement blanc des femmes, est une des maladies les plus fréquentes dans les grandes villes et dans certaines localités basses et humides; on la rencontre rarement dans notre vallée, où l'on jouit de l'air le plus pur. Je n'ai guère pu l'observer que chez des personnes que la réputation bien méritée de nos eaux gazeuses et alcalines, dans ce genre d'affections, amenaient à Soultzmatt.

La leucorrhée est un produit morbide de la membrane muqueuse des parties génitales, mais elle n'a pas toujours le même siége, la même nature et la même cause. Nous n'effleurerons ces différentes questions importantes que sous le point de vue qui nous occupe, afin de poser l'indication des cas où l'on peut recourir à l'eau balsamique.

L'anatomie pathologique démontre que la membrane muqueuse chez les personnes qui sont affectées depuis un temps plus ou moins long de leucorrhée, est boursoufflée, tuméfiée et d'un rouge insolite. Cette rougeur est souvent générale, d'autrefois elle est constituée par des taches, tantôt discrètes, tantôt confluentes; il peut exister quelques points gangréneux, des ulcères, des granulations et un état variqueux; les follicules muqueux sont très-développés. Ces états morbides sont plus communs sur le vagin et le col de la matrice, que dans cet organe qui les présente plus souvent que les trompes ; à moins que l'inflammation ne soit très-violente, la maladie ne s'étend pas dans l'urètre.

On rencontre quelquefois la membrane muqueuse en général pâle, infiltrée, et offrant quelques indurations ; il n'est pas rare d'observer un engorgement, soit du col, soit du corps de la matrice. Cet état pathologique peut exister en même temps sur l'une et sur l'autre de ces deux parties de l'organe (LISFRANC). Les symptômes sont un écoulement plus ou moins abondant, transparent, léger, ressemblant à du blanc d'œuf et à du lait ; il peut être jaunâtre, roux et noirâtre ; quelquefois le liquide est séreux, caséeux, on dirait de l'albumine soumise à la coction ; la membrane muqueuse sécrète une matière tantôt purulente, tantôt crêmeuse, floconneuse.

Les pertes blanches sont inodores ou fétides, surtout lorsque l'écoulement est dartreux ou syphilitique ; quand l'inflammation est forte, il devient très-irritant, il rougit, il excorie la face interne des cuisses, et il peut produire cet effet toutes les fois qu'il est très-abondant. La quantité varie singulièrement, elle peut être quelquefois prodigieuse.

Je n'ai pas à m'occuper de l'état aigu de la leucorrhée, car le traitement par l'eau balsamique ne peut lui convenir ; dans ce cas, les pertes blanches sont la terminaison d'un état inflammatoire. Supprimer brusquement ce travail de la nature, ce serait s'exposer à faire beaucoup de mal.

L'état chronique succède le plus souvent à l'état aigu, ou bien il a éclaté, pour ainsi dire, d'emblée. Au bout d'un certain temps, il exerce une fâcheuse influence sur l'économie. Les malades éprouvent de la pesanteur dans le bassin, surtout dans la région sacrée au-dessus ou au-dessous du pubis. Une grande fatigue pour l'exercice le plus léger, un air de tristesse et d'abattement se peint sur la physionomie, les yeux sont cernés ; souvent des douleurs névralgiques de la face, et surtout de l'estomac, se font sentir ; les idées deviennent noires, il y a des syncopes, des accès d'hystérie ; les jeunes filles deviennent chlorotiques, les femmes mariées dépérissent, et quelquefois deviennent stériles. Que le mal fasse encore des progrès, la muqueuse peut se désorganiser et engendrer des maladies qui, pour peu qu'il y ait une disposition héréditaire, sont au-dessus des ressources de l'art.

L'engorgement du col de la matrice et du tissu même de l'utérus est souvent l'origine des pertes blanches, mais peut-être les pertes blanches déterminent aussi souvent l'engorgement ; c'est au médecin à bien distinguer la cause de l'effet, pour ne pas les confondre, surtout lorsqu'il s'agira de chercher à supprimer l'écoulement. Dans les cas d'engorgement, il arriverait de deux choses l'une : ou bien on parviendrait à supprimer l'écoulement, ce qui serait préjudiciable aux malades, ou on échouerait, ce qui serait nuisible à la réputation du médecin. Quand on voudra donc combattre une leucorrhée, il faudra bien s'assurer de l'état de la matrice ; si elle est engorgée, congestionnée, ou qu'il existe un état inflammatoire, il faudra recourir au traitement que Lisfranc indique de main de maître : ce n'est qu'après avoir fait cesser cette complication qu'on pourra, sans crainte de nuire, tarir l'écoulement. Si, au contraire, un principe syphilitique ou dartreux infecte l'économie, le praticien en jugera pour ne pas tenter inutilement un traitement qui ne saurait être efficace.

Il est des leucorrhées qu'il faut bien se garder de détruire, ce sont de véritables exutoires dont la suppression peut amener des répercussions fâcheuses : telles les leucorrhées chez quelques phthisiques. En un mot, il faudra toujours, avant de se mettre à l'œuvre, bien interroger la malade, pour savoir si, lors de l'apparition de l'écoulement, elle n'a pas vu cesser une série de phénomènes morbides, tels que rhumatismes, gouttes, douleurs vagues céphalées, dartres, hémorrhoïdes, lactation brusquement interrompue sans avoir pris les précautions nécessaires pour supprimer le lait, diarrhée chronique, etc., etc. Je ne dis pas qu'on ne puisse combattre ces écoulements, mais on ne devra le faire qu'après avoir cherché à détruire la cause à laquelle on peut raisonnablement attribuer leur origine.

Il n'entre pas dans mon sujet d'envisager toutes ces questions en détail, mais j'ai dû les signaler pour ne pas exposer à des revers et à des déceptions ceux qui auront recours à l'eau balsamique dans le traitement de la leucorrhée. Comme je l'ai déjà dit, et ne puis assez le répéter, qu'on se guide dans ce traitement d'après les indications que pose LISFRANC; il dit dans sa clinique :

«Les médicaments toniques, qu'on emploie ordinairement, «sont les amers, les infusions aromatiques, les baumes de «copahu, de tolu, du Pérou, la térébenthine, la gomme «ammoniaque, l'infusion de bourgeons de sapins du Nord, «le poivre cubèbe et l'extrait de ratanhia etc.»

Je me suis déjà prononcé à plusieurs reprises sur l'efficacité de ces médicaments qui n'est pas douteuse, mais j'ai fait aussi ressortir les difficultés qu'on éprouve dans la pratique à trouver des sujets qui puissent les supporter. Ici on a à traiter des femmes souvent difficiles comme des enfants, qui ont une grande aversion pour tout ce qui a un goût ou une odeur désagréable; on veut être guéri, et même on est très-pressé de l'être, mais on pose ses conditions, on veut des médicaments faciles à prendre qui ne fatiguent pas l'estomac et qui ne dérangent pas la manière habituelle de vivre: c'est au médecin à remplir ces conditions ou à plier bagage avec tout son arsenal de médicaments en avouant son impuissance. Je ne sais si je me trompe, mais je crois, moi qui, dans nos campagnes, touche plus souvent la main calleuse de nos paysans que les doigts veloutés d'une jolie femme, que, grâce à ma découverte, je rendrai plus d'une fois service à ceux que le sort ou la renommée appelle dans les salons des grands et des riches.

Lorsqu'on prescrira l'eau balsamique dans la leucorrhée, il faudra choisir le cachet vert ; les doses devront varier suivant la constitution du sujet ; le traitement pourra être continué pendant un temps assez long. Généralement lorsqu'il y a engorgement de la matrice ou un état sub-inflammatoire, il faudra donner l'eau balsamique avec prudence ; un demi-verre matin et soir, tout en continuant le traitement qui a été mis en usage pour combattre les complications, car elle ne contrarie en rien l'emploi d'autres médicaments, elle n'en décompose aucun. Lorsque la leucorrhée est devenue franche, il faut donner l'eau balsamique à des doses plus élevées, deux à trois verres par jour ; son action ne tardera pas alors à se manifester par la diminution de l'écoulement.

Il est inutile de dire qu'il faudra en continuer longtemps l'usage pour ne pas avoir de récidives à craindre ; car cette maladie est souvent extrêmement rebelle, le grand nombre de moyens qui ont été conseillés pour la combattre en est la meilleure preuve. Le traitement interne ne contre-indique pas de chercher à agir directement sur les organes malades ; on retire même beaucoup d'avantages, lorsque l'irritation a cédé, des injections qui dans le principe devront être émollientes ; mais quand il ne s'agit plus que d'un état de relâchement, ce seront les substances astringentes et toniques qui rendront le plus de service ; on pourra les choisir dans une assez grande série de médicaments, mais je crois qu'aucun ne remplira mieux ces deux indications : *resserrer, tonifier*, que l'eau balsamique (cachet vert) prise en injections ; si cependant elle était trop irritante, on pourrait la mêler à de l'eau de mauve, ou prendre le cachet rouge. Les injeclions devront être faites à froid, deux ou trois fois par jour.

Il n'est peut-être pas inutile d'ajouter que ce traitement ne réussira bien qu'en plaçant la malade dans certaines conditions favorables : l'une des plus importantes est de faire cesser les causes qui ont amené le mal. Le régime, le plus souvent, doit être fortifiant ; mais il faut absolument, comme la plupart des médecins le conseillent, que les malades renoncent à l'usage du café au lait, du thé et de la bière. Le séjour dans des lieux bien aérés, exempts d'humidité et de brouillards, devra aussi être recommandé. Sous ce rapport, notre vallée ne laisse rien à désirer ; son air pur et l'usage de ses eaux minérales contribuent même beaucoup à la guérison de cette maladie, ainsi que je le constaterai par des observations que j'insérerai dans la notice dont j'ai déjà parlé.

L'eau balsamique agit dans la leucorrhée comme nous l'avons vu agir dans les autres affections catarrhales des membranes muqueuses ; par ses propriétés astringentes, elle resserre les tissus relâchés, diminue leur sécrétion et finit par la supprimer ; par son action stimulante, elle rend du ton aux organes. Je crois que sous ce rapport elle doit être préférée aux autres astringents et aux autres toniques.

OBSERVATION. *Leucorrhée survenue à la suite d'une couche, ayant résisté à tous les traitements pendant dix ans. Guérison par l'eau balsamique.*

Madame ...., femme d'un officier, habitant Haguenau, âgée de vingt-huit ans, mariée depuis onze ans, était accouchée naturellement à l'âge de dix-neuf ans. Forte et ayant toujours joui d'une bonne santé jusqu'à cette époque, elle avait cru pouvoir se dispenser de toutes les précautions qu'on prend ordinairement. Elle s'était levée dès les premiers jours, et n'avait par tardé à reprendre ses occupations. Après le retour des règles, elle remarqua qu'elle conservait de la pesanteur dans le bas-ventre et des douleurs dans la région sacrée; les rapports sexuels étaient douloureux ; entre chaque époque il y avait un écoulement blanc, abondant; elle pâlit et maigrit. Après avoir consulté, dans les différentes villes où elle se trouva, plusieurs médecins dont les traitements avaient été inutiles, cette dame s'adressa à un médecin de Strasbourg qui reconnut un engorgement chronique de l'utérus qui fut combattu par de petites saignées dérivatives avant l'époque menstruelle, des bains généraux, des cataplasmes et des injections émollientes. L'engorgement céda au bout de trois mois; mais la leucorrhée ayant persisté, elle prit l'eau balsamique de Soultzmatt à la dose de deux verres par jour; elle en faisait à peine usage depuis dix jours que déjà l'amélioration était notable; au bout d'un mois, l'écoulement avait cessé.

OBSERVATION. *Leucorrhée sans affection de la matrice. Emploi de l'eau balsamique. Guérison.*

Madame F..., âgée de ving-cinq ans, bien réglée, n'ayant pas eu d'enfant, était affectée d'une leucorrhée dont la cause première était obscure. Il n'y avait aucune affection de l'utérus, le vagin paraissant être le siége du mal. La malade pâlit, maigrit, et les fonctions digestives se faisaient difficilement. Depuis plusieurs années que durait la maladie, on avait employé les ferrugineux, les injections émollientes et astringentes sans aucun effet.

On eut recours à l'eau balsamique; au bout d'un mois, l'écoulement avait disparu. On en faisait boire chaque jour deux verres à la malade.

OBSERVATION. Madame L...., âgée de trente ans, mère de deux enfants, bien réglée, et ayant eu des couches faciles, était affectée de leucorrhée avec léger engorgement de la matrice. Cette maladie durait depuis dix ans, et avait miné ses forces. Cette dame vint à Soultzmatt pour prendre des bains et boire l'eau de la source; je lui conseillai l'eau balsamique à la dose de deux verres par jour : ce que je crus pouvoir faire sans inconvénient, parce que l'utérus n'était pas douloureux. Au bout de trois semaines, son état était beaucoup amélioré, l'écoulement avait presque entièrement cessé.

Il est vrai de dire que je fis faire aussi des injections avec l'eau balsamique; en même temps cette dame prenait des bains et buvait l'eau de la source. Je puis affirmer qu'au moment où elle quitta notre établissement, elle était dans un état très-satisfaisant; elle avait meilleure mine et avait repris des forces. Je l'ai revue depuis, et elle se porte parfaitement bien.

OBSERVATION. *Leucorrhée datant de plusieurs années, ayant résisté à tous les traitements, guérie par l'eau balsamique.*

Madame W...., âgée de trente ans, était affectée depuis plusieurs années de leucorrhée, il fut impossible de la soumettre à un examen; mais voici les principaux symptômes qu'elle éprouvait : Pertes blanches abondantes, picotements et chaleur atroce dans les parties, maux d'estomac, état de faiblesse insupportable, sommeil lourd et continuel. Il n'y avait pas de sensibilité dans la région hypogastrique, point de fièvre, mais cette personne dépérissait.

Elle s'exprime de la manière suivante dans une lettre qu'elle m'écrit : «Depuis quinze jours que je prends l'eau balsamique, je puis dire que cela va de mieux en mieux; je n'ai plus d'écoulement, moins de lassitude, moins de faiblesse, et surtout moins de tristesse. Je n'ai plus ce mal dans le bas-ventre qui me fatiguait tant; mes digestions sont meilleures. J'espère qu'en continuant l'eau que vous m'avez conseillée, je finirai par être entièrement débarrassée d'une infirmité qu'aucun remède, jusqu'à présent, n'avait été assez efficace pour détruire. »

Chapitre VI. — De l'emploi de l'eau balsamique dans certaines affections intestinales et surtout dans la diarrhée.

Si la diarrhée était une affection tenant toujours à la même cause , il serait bien facile de poser les bases d'un traitement rationnel, mais il faut avouer que son étiologie est souvent fort obscure. Le peu d'étendue de cet opuscule ne me permet pas d'entrer dans de longs détails ; je vais seulement chercher à bien établir les indications des cas dans lesquels je crois utile de recourir à l'emploi de l'eau balsamique.

Dans le premier âge de la vie, sous l'influence d'une mauvaise lactation ou d'une nourriture peu convenable pour l'enfant qui vient de naître, et à l'époque de la dentition, il se développe des diarrhées, qui. au bout d'un temps plus ou moins long, deviennent funestes. L'anatomie pathologique démontre rarement un état inflammatoire prononcé, il y a plutôt atonie, relâchement, ramollissement, épaisissement de la membrane muqueuse. La membrane, ainsi altérée, sécrète tantôt un produit solide, véritable exudation, c'est le muguet ; tantôt des liquides abondants, ce qui amène les diarrhées ; tantôt des gaz qui donnent lieu au ballonnement du ventre : il n'est pas rare de trouver ces trois sécrétions réunies.

On reconnaît cet état aux symptômes suivants : l'enfant perd sa gaîté, il est abattu ; son appétit fléchit ; il pleure souvent et pousse des cris qui annoncent la souffrance ; il retire ses jambes vers le tronc ; il dort mal ; la douleur intestinale le réveille ; la face est pâle , le front un peu ridé, la bouche chaude ; s'il y a du muguet, elle est quelquefois sensible. La langue est parsemée de papilles rougeâtres , l'abdomen est rarement douloureux , mais

légèrement ballonné ; presque toujours les fesses sont éry-
thémateuses ; les digestions se font ordinairement mal,
assez souvent il y a des vomissements ; les selles sont nombreuses, verdâtres, liquides, renfermant des grumeaux, au
milieu desquels on peut reconnaître les aliments dont l'enfant a été nourri. On conçoit qu'un enfant placé dans ces
conditions dépérisse ; il prend des aliments, mais ils passent
avec trop de rapidité par le canal intestinal, pour pouvoir
être assimilés.

Il ne faut sans doute jamais arrêter d'une manière
brusque la diarrhée des enfants pendant la dentition, mais
on doit chercher prudemment à la modérer, dès qu'on s'ap-
perçoit qu'elle amène de l'affaiblissement. Il n'en est pas
de même chez les enfants à la mamelle, ou chez ceux qu'on
allaite artificiellement ; chez ceux-ci la diarrhée est toujours un symptôme fâcheux ; la première condition sera
d'éloigner la cause présumable qui l'a fait naître. Souvent un peu de manne suffit ; mais le médecin peut être
appelé à intervenir, et si le mal continue, il y a trois indications à remplir : diminuer la sécrétion, rendre du ton
au canal intestinal, calmer l'irritabilité. L'eau balsamique
(cachet vert), associée à de petites doses d'opium, est une
médication qui m'a presque toujours réussi. Ses propriétés
astringentes tarissent la sécrétion et resserrent la membrane
muqueuse qui est comme boursoufflée et souvent ramollie ;
elle rend par la stimulation qu'elle produit de la vitalité à
une membrane qui, par atonie, laisse échapper les liquides ; l'opium qu'on y ajoute calme le mouvement péristaltique.

Dans les maladies des enfants, comme je l'ai déjà dit, je
préfère le cachet vert. Je leur prescris la préparation suivante :

Eau balsamique . . . . . 60 grammes.
Laud. liq. Syd. . . . . . gtts. iv.
Sirop de gomme . . . . . 30 grammes.
S. une cuillerée à café toutes les trois heures.

Cette potion doit être continuée pendant plusieurs jours ; on fera bien, en général, de donner en même temps des lavements d'amidon. Bientôt la diarrhée cesse ; ce qui ne me fait pas renoncer immédiatement à l'emploi de l'eau balsamique, dont les propriétés stimulantes activent l'appétit et donnent des forces à l'enfant. Seulement j'ai soin de supprimer le laudanum. Il va sans dire que, pour peu qu'on ait constaté un état inflammatoire, il faudra bien se garder d'employer le traitement que je viens d'indiquer.

OBSERVATION. — Un enfant, âgé de deux mois, était, par suite de mauvais allaitement (il avait eu trois nourrices différentes), atteint de diarrhée avec muguet et erythème des fesses ; il dépérissait et avait les traits d'un petit vieillard. On lui donna l'eau balsamique associée au laudanum ; la diarrhée cessa le quatrième jour, et quoique cet enfant n'eût pas une très-bonne nourrice, il reprit des forces ; on continua l'emploi de l'eau balsamique à la dose de cinq cuillerées à café par jour, ce qui amena une guérison complète.

OBSERVATION. — Je traitais à Westhalten un enfant de Michel Grætz, âgé de six mois, ayant une diarrhée chronique qui l'avait jeté dans le marasme. Tous les médicaments avaient échoué. M. le docteur BACH, qui se trouvait à cette époque à Soultzmatt, et auquel je communiquai mon embarras, me conseilla de donner à cet enfant l'eau balsamique (cachet vert) à la dose de dix à douze cuillerées à café par jour ; je suivis son avis. Au bout de deux jours, la diarrhée était arrêtée ; le petit malade se remit rapidement, et aujourd'hui il se porte à merveille.

La diarrhée chez les adultes est une affection fréquente ; tant qu'elle est aiguë ou liée à un génie épidémique, à un état saburral, ou à un état inflammatoire, il serait imprudent de chercher à la supprimer par l'eau balsamique; dans ces circonstances, il y a des indications spéciales à remplir, bien connues de tous les praticiens.

Lorsque toutes ces causes ont cessé, soit par les efforts de la nature, soit par l'action des médicaments, il peut arriver que la diarrhée persiste et devienne chronique. Elle est alors entretenue le plus souvent : ou par l'inflammation qui a succédé à l'irritation, ou par l'atonie consécutive à l'irritation ou par l'ulcération. (Troisième degré de l'inflammation générale ou partielle de l'intestin.)

Si l'inflammation est la cause de la diarrhée, il faudra la combattre par les antiphlogistiques, les émollients, les préparations mercurielles. Après le traitement, il arrivera de deux choses l'une : ou l'inflammation et la diarrhée disparaîtront simultanément, ou l'inflammation ayant cessé, la diarrhée persistera ; la maladie devra alors être rangée dans la seconde catégorie que j'ai établie : atonie amenant la supersécrétion de la membrane muqueuse. C'est pour modifier cet état que les médecins ont recours aux moyens les plus variés. Cependant, en cherchant à les classer d'après leur mode d'action présumable, on peut les ranger dans trois catégories. Ils resserrent, ils stimulent, ils calment. L'eau balsamique remplit les deux premières conditions, elle agit sur les autres muqueuses : pourquoi n'agirait-elle pas sur la muqueuse intestinale. Elle diminue la sécrétion trop abondante et change le mode de vitalité.

L'état de la langue est le plus souvent suffisant au praticien pour poser son diagnostic; je ne parlerai donc pas des altérations que cet état indique. Lorsque la langue est pâle ou à peu près normale, on peut avec beaucoup de chances de réussite avoir recours à l'eau balsamique. Dans la diarrhée atonique, elle agit en resserrant le tissu, comme fait l'alun, le sucre de saturne ; la sécrétion diminue en même temps qu'une certaine stimulation est exercée sur les cryptes muqueux ; cette action combinée est très-avantageuse, car si vous employez les astringents seuls, presque toujours la diarrhée reparaît quand leur action a cessé.

Quel que soit le médicament que l'on administre, il est souvent une condition indispensable pour aider son action : c'est de faire cesser l'activité trop grande du mouvement péristaltique, qui entraîne avec trop de rapidité, par le canal intestinal, les substances qui ne peuvent agir sur la muqueuse qu'en y séjournant quelque temps. Cet effet s'obtient par l'opium, et surtout par son extrait gommeux, que j'associe à l'eau balsamique à la dose de 5 à 10 centigrammes par jour, en ayant en même temps recours aux lavements laudanisés.

OBSERVATION. — Mademoiselle F...., de Cernay, vint aux bains de Soultzmatt pour un dérangement d'intestins qui durait depuis plus de huit mois. La langue était humide et pâle ; il n'y avait aucune douleur abdominale, si ce n'est au moment où le besoin d'aller à la selle se faisait sentir. Elle rendait alors des matières renfermant des aliments mal digérés. Les nuits surtout étaient fatigantes. Cet état avait amené un grand affaiblissement et de la maigreur ; grand nombre de médicaments avaient échoué. J'eus recours à l'eau balsamique (cachet vert) à la dose de deux demi-verres par jour ; je donnai le soir 5 centigrammes d'extrait gommeux d'opium. Au bout de huit jours, la guérison était complète. La malade est encore restée pendant trois semaines aux bains, pour reprendre des forces. Elle a pu manger sans ménagement à la table commune, et depuis j'ai appris qu'elle se porte très-bien.

OBSERVATION. — Un jeune homme d'un tempérament lymphatique, âgé de vingt ans, était atteint depuis plusieurs mois d'une blennorrhagie (goutte militaire) ; en même temps il avait presque toujours la diarrhée, sans qu'il y eût aucune lésion des organes digestifs. On lui donna l'eau balsamique (cachet vert), pour combattre la première maladie : celle-ci céda imparfaitement ; mais la seconde affection, la diarrhée disparut. Le malade qui était obligé de s'observer beaucoup pour son régime, put satisfaire sans inconvénient son appétit, que l'eau balsamique avait augmenté.

Parmi les causes qui amènent les ulcérations des intestins, les plus fréquentes sont : pour les affections aiguës, la fièvre typhoïde et la dyssenterie ; pour les affections chroniques, la phthisie pulmonaire à sa dernière période.

Dans les ulcérations consécutives à la fièvre typhoïde et à la dyssenterie, le traitement est des plus difficiles, parce que dans ces cas les malades ont souvent recouvré l'appétit, et qu'en les nourrissant d'une manière substantielle, on les expose ou à la mort ou à des convalescences interminables. Le seul procédé à employer est de leur donner des aliments qui ne fournissent presque pas des matières fécales (consommés, potages féculents, gelées de viande, tête de veau, pieds de veau, etc., etc.)

Cette première indication remplie, on se trouvera très-bien de l'emploi de l'eau balsamique, qui agira comme le ratanhia, l'alun associé au quinquina, etc., etc. Car elle resserrera les tissus, donnera du ton à toute l'économie ordinairement dans un état d'affaissement général ; elle empêchera aussi ces hémorrhagies intestinales, souvent si funestes dans la dernière période de cette maladie.

OBSERVATION. Madame L...., âgée de cinquante ans, commença par être prise d'une diarrhée incoercible pendant le mois d'août 1851. Bientôt se manifesta une fièvre typhoïde dans le cours de laquelle la diarrhée persista. Tous les moyens ayant échoué pour l'arrêter, on eut recours pendant un mois à l'eau balsamique (cachet vert) associée à l'extrait gommeux d'opium, à la dose de huit cuillerées à bouche par jour. Les selles qui étaient au nombre de sept à huit dans les vingt-quatre heures, se réduisirent à une ou deux au plus. La malade semblait entrer en convalescence, lorsqu'à la suite d'écarts de régime et surtout de son refus de prendre l'eau balsamique, la diarrhée reparut, et cette dame finit par succomber.

Le grand nombre d'observations que j'ai citées de guérison de diarrhées chez les phthisiques pourrait me dispenser d'en rapporter de nouvelles ; je tiens cependant à fixer un instant l'attention des praticiens sur les avantages qu'ils peuvent retirer de l'eau balsamique dans les cas d'ulcération des intestins chez les malades qui sont affectés de phthisie pulmonaire. Cette complication est des plus graves ; c'est elle qui très-souvent fait échouer le traitement et qui hâte l'épuisement des forces. Aussi peut-on dire qu'il est bien rare qu'on sauve un malade qui a une forte diarrhée. Il faut pourtant le tenter ; car, comme je l'ai prouvé par les faits que j'ai relatés, la chose n'est pas impossible, surtout lorsque le mal a été produit par le médecin, plutôt que par la maladie. Ces cas malheureusement ne sont pas rares ; on donne trop souvent dans la phthisie un certain nombre de médicaments qui détériorent l'estomac. Si, aux périodes que j'ai indiquées, on avait donné l'eau balsamique, au lieu d'avoir les organes digestifs délabrés, on les aurait encore dans toute leur intégrité.

Lorsque les intestins sont ulcérés, l'eau balsamique convient encore, elle resserre et tonifie ; c'est un médicament d'autant plus précieux qu'il attaque en même temps l'affection principale ; mais le plus souvent il a le sort des autres moyens que nous employons, il ne guérit pas ; mais ce qui est plus certain, il enraye la marche rapide et funeste de la maladie. On sait qu'à la période ultime, alors que la diarrhée colliquative existe, la fièvre est moins intense ; ce qui domine, c'est la faiblesse. Aussi fera-t-on bien d'employer alors l'eau balsamique (cachet vert) ; elle remplacera avantageusement le quinquina et les autres toniques qu'on est obligé de donner pour soutenir les forces : ce qui ne peut se faire sans fatiguer l'estomac.

Je conseille de donner ce médicament à la dose de six à huit cuillerées par jour, associé à l'extrait gommeux d'opium; ce sera au médecin à apprécier si ces doses peuvent être dépassées.

Je dois ajouter que j'ai vu des cas où l'eau balsamique, loin d'arrêter la diarrhée, l'augmentait; il va sans dire qu'il faut alors se hâter de renoncer à son usage. Ces cas m'ont semblé être surtout ceux où la langue était sèche et rouge.

OBSERVATION. Mademoiselle Sch...., âgée de trente ans, vint aux bains de Soultzmatt au mois d'août 1851. Cette personne était malade depuis plus de dix mois; elle avait des tubercules ramollis dans le poumon gauche, mais presque point d'expectoration; elle toussait rarement. Avec les premiers symptômes de phthisie pulmonaire s'était manifestée de la diarrhée; elle avait sept à dix selles par jour. On lui donna pour la première fois, après six mois de maladie, l'eau balsamique (cachet vert), associée à l'extrait gommeux d'opium; les selles diminuèrent; elle n'en avait plus que deux à trois par jour, lorsqu'elle vint à Soultzmatt dans un état de faiblesse considérable qui me laissa peu d'espoir. On continua le traitement commencé; pendant douze jours, il parut agir d'une manière assez favorable; mais tout à coup il y eut une hémorrhagie intestinale abondante; je fis donner à la malade un lavement avec l'eau balsamique (cachet vert) et augmenter la dose de cette eau à l'intérieur; l'hémorrhagie s'arrêta aussitôt et ne reparut plus. Mais l'atteinte avait été trop forte. Cette malade continua à s'épuiser, elle s'infiltra : le péritoine s'enflamma partiellement près du cœcum, l'ascite survint; je la renvoyai chez elle, où elle ne tarda pas à succomber.

Chapitre VII. — De l'emploi de l'eau balsamique dans le catarrhe de la vessie.

Le catarrhe vésical est une affection caractérisée par une sécrétion pathologique de la membrane muqueuse de la vessie ; il a presque toujours pour point de départ une inflammation. Il n'est pas de mon sujet d'examiner les différentes causes qui peuvent déterminer cette phlogose, mais de bien apprécier les modifications qu'elle imprime à la membrane interne de la vessie. D'après ce qu'enseignent les auteurs, et d'après ce que j'ai pu observer moi-même, la membrane muqueuse, au lieu d'être d'un blanc mat, villeuse, lisse, d'une épaisseur égale, d'une consistance que l'ongle ne peut que difficilement entamer, est d'un rouge perlé, bleuâtre, par plaques ou dans toute l'étendue de la membrane ; elle a un aspect fongueux, quelquefois assez analogue à celui qu'on remarque, par exemple, sur un cautère mal soigné ; elle est boursoufflée, épaissie, plus friable, couverte d'une matière puriforme ; quand on la presse entre les doigts, on l'affaise comme une éponge, et l'on en fait sortir un liquide semblable à celui qui est déposé à sa surface. Tous les vaisseaux sanguins environnants sont plus ou moins dilatés, et forment des réseaux plus apparents et plus serrés qu'à l'état sain. Cette membrane, dont nous venons d'étudier l'anatomie pathologique, communique pendant la vie à l'urine des caractères spéciaux ; ce liquide perd sa transparence, et prend des couleurs très-variables : ainsi chez le plus grand nombre des malades, elle se montre d'abord d'une couleur lactescente, puis elle passe chez quelques-uns à la couleur fauve ou orangée, quelquefois aussi elle contient du sang ; mais dans un temps plus avancé de la maladie, elle reprend chez tous les individus sa couleur naturelle, seulement elle est un peu moins limpide. Reçue dans un vase et refroidie, elle donne une forte odeur ammoniacale ; mais bientôt, surtout si la température est un peu élevée, elle devient légèrement acide. Pendant le refroidissement, la totalité du liquide se sépare en deux parties : l'une, gélatineuse, gagne le fond du vase, l'autre, en plus grande quantité, reste dessus ; mais au bout de vingt-quatre ou de trente-six heures, il se fait dans l'intérieur de la première partie un dégagement de gaz qui, en la rendant d'une pesanteur spécifique moindre, en fait surnager une portion ; cette humeur muqueuse est ici, par ses propriétés chimiques, la même que dans toutes les autres affections catarrhales ; mais son aspect en diffère singulièrement. La quantité varie par suite de différentes circonstances : il est à remarquer qu'elle diminue, si la maladie augmente d'acuité, et devient aussi moins visqueuse ; dans l'état chronique, ce mucus a beaucoup d'analogie avec l'albumine de l'œuf, seulement il est plus laiteux. La couleur jaunâtre ou d'un blanc sale de cette humeur, l'espèce de pus séreux et très-miscible à l'eau qui s'en sépare par le refroidissement, ont fait croire à quelques médecins qu'il y avait alors ulcération de la vessie ; mais on remarquera que cette prétendue suppuration peut se montrer et disparaître plusieurs fois dans le même catarrhe vésical, qu'elle est toujours concomitante d'une exaltation plus grande des autres symptômes : c'est un phénomène caractéristique de surexcitation passagère ; elle est propre à ce dernier état comme la sécrétion glaireuse pure est propre à l'état chronique de la maladie. Enfin, dans le plus grand nombre des cas, ce n'est pas plus du pus que ne le sont les matières de l'expectoration dans la dernière période du catarrhe pulmonaire fort intense. L'examen du cadavre n'a pas toujours suffi pour détruire cette erreur. La surface de la vessie présente, en effet, quelquefois sur certains points, une plaque blanchâtre, sorte de couenne albumineuse, concrète et si adhérente, qu'elle peut être prise de prime abord pour le tissu même de l'organe, et simuler un ulcère; le liquide puriforme qui en découle, augmente encore ce doute; mais si on lave à plusieurs reprises la partie affectée, il sera bientôt évident que tout le mal se réduit à une inflammation locale qui, par sa durée, a déterminé le boursoufflement et l'épaississement de la membrane muqueuse (FERRUS).

Hors la période d'acuité, le catarrhe vésical assez souvent n'est pas une maladie très-douloureuse : il peut exister des années sans compromettre l'existence des individus; cependant il est peut-être une des affections les plus pénibles et les plus désagréables; il exerce une fâcheuse influence sur le moral, comme presque toutes les maladies des organes génito-urinaires, il engendre chez le malade la tristesse, une propension à penser à son mal, ou à en parler; ce qui tient à ce qu'il y a toujours là quelque chose pour le lui rappeler. Mais cela est-il étonnant? Tantôt ce sont des pesanteurs au périnée, des douleurs vagues ou assez vives dans la région hypogastrique, augmentant et devenant très-intenses souvent par une cause légère. Tantôt le besoin plus ou moins fréquent d'uriner, soit pendant le jour, soit pendant la nuit; ce besoin, qui peut se reproduire à des époques très-rapprochées, et qu'il faut satisfaire promptement, force les malades à fuir la société, surtout celle des femmes, et à renoncer quelquefois à des positions avantageuses. Ce qui tourmente généralement beaucoup, c'est la présence des mucosités contenues dans les urines; voyez ces pauvres catarrheux, avec quel soin, quelle persévérance, ils examinent à chaque instant du jour le dépôt qui se forme au fond du vase, pour savoir s'il augmente, s'il change de couleur, etc......; ils s'étudient avec le plus grand soin, pour trouver toutes les causes hygiéniques qui peuvent leur nuire ou leur être utiles : autre supplice de leur vie, car alors ils renoncent à une foule de plaisirs auxquels ils étaient accoutumés, parce qu'ils savent par expérience que, le plus souvent, ces plaisirs n'ont pas été étrangers au mal qui les tourmente. Malgré ce soin, des circonstances qu'il est à peu près impossible d'éviter, ramènent l'état aigu, de véritables cystites qui cèdent ordinairement aux traitements, mais qui ont l'inconvénient de laisser à la membrane muqueuse un degré plus profond d'altération; ainsi l'on peut dire que toutes les fois que des accidents de ce genre se développent, le catarrhe chronique a fait des progrès.

Après des années passées dans ce triste état de santé, le malade s'affaiblit, sa constitution se détériore, il maigrit, son teint s'altère, la fièvre hectique le mine; les urines deviennent fétides; tantôt il ne peut les retenir, tantôt on est obligé d'avoir recours à la sonde. Cette position, comme on le conçoit, ne peut durer longtemps, elle entraîne la mort.

Les causes du catarrhe vésical sont très-variées; tantôt elles sont internes et générales (rhumatismales, éruptions cutanées, suppression d'un écoulement), tantôt elles tiennent à la présence de corps étrangers dans la vessie (calculs, corps étrangers dans la vessie), tantôt à un obstacle mécanique, dont le siége est dans l'urètre (engorgement de la prostate, retrécissements).

Il va sans dire que, pour obtenir la guérison du catarrhe, il faudra chercher à bien apprécier la cause qui l'a fait naître. La chirurgie et la médecine seront souvent appelées à intervenir avant qu'on puisse songer à attaquer le catarrhe vésical.

Nos ouvrages de médecine sont riches en moyens propres à combattre cette maladie. Nous y trouvons la nomenclature d'un grand nombre de substances qui, tour à tour, ont eu de la vogue et sont tombées plus tard en discrédit. Cependant, de tous les médicaments qui méritent quelque confiance, les substances balsamiques doivent occuper le premier rang; ainsi le cachou, la gomme kino, le beaume de la Mecque, le styrax, sont donnés en pilules ou en potions : l'on en obtient d'assez bons effets, mais ce sont des médicaments qui ne tardent pas à fatiguer l'estomac.

La térébenthine est généralement regardée comme une des substances les plus efficaces dans le traitement de cette maladie, mais souvent il faut la donner à la dose de dix jusqu'à quarante-huit grammes par jour pour obtenir la guérison ; encore échoue-t-on la plupart du temps, parce qu'il est indispensable d'en continuer longtemps l'usage ; il est assez rare, comme il est facile de le concevoir, de trouver un malade qui puisse pendant plusieurs jours continuer un semblable médicament, fût-il même masqué de la manière la plus ingénieuse. L'estomac se révolte, il survient des indigestions, des vomissements, de la diarrhée, et l'on se voit forcé de renoncer à une substance, qui ne peut réussir qu'à la condition d'être employée pendant un certain temps ; on a aussi conseillé la térébenthine en lavements, en frictions, en vapeurs ; mais on conçoit qu'on ne peut guère compter sur de pareils moyens. Il m'a semblé, par analogie, que l'eau balsamique devait remplacer avec avantage toutes ces substances, et même l'emporter de beaucoup sur elles.

Je ne vous dirai pas quelle satisfaction j'éprouvai, lorsque, d'après le conseil de M. le docteur BACH, ayant employé pour la première fois l'eau balsamique dans le catarrhe vésical, j'obtins un succès complet. Ce fut lui aussi qui voulut bien me confier le malade, auquel je vais laisser raconter lui-même son histoire telle qu'il me l'a communiquée.

M. R...., âgé de vingt-un ans, ressentit en 1844, à la suite d'une course forcée, une douleur sourde à la vessie et de fréquentes envies d'uriner, suivies d'inflammation et de catarrhe de la vessie ; il fut soumis à un traitement convenable, et quatre mois après il était rétabli. L'année suivante, en automne, à la suite de la jaunisse, ses urines devinrent âcres et chargées ; le besoin d'uriner était fréquent, douloureux, brûlant, et une nouvelle inflammation se manifesta, mais fut de courte durée; à cette époque, il fut sondé, pour s'assurer si l'inflammation n'était pas occasionnée par la présence d'un calcul ; cette cause n'existait pas, mais il y avait un engorgement de la prostate, qu'aucun traitement ne fit céder. En 1848, il se fixa à Strasbourg : son état paraissait s'améliorer; il pouvait vaquer à ses occupations. Au mois de juillet de la même année, après avoir bu un verre de vin de Bourgogne, il fut pris d'un besoin d'uriner qu'il ne put satisfaire qu'avec peine et des efforts douloureux; il éprouvait comme une crampe de la vessie, et était obligé de prendre toutes sortes de positions pour uriner. Il consulta M. le docteur BACH, qui lui passa une bougie ; dès cette époque, il s'habitua à se sonder lui-même deux fois par jour, pour faciliter l'émission de l'urine et combattre les spasmes ; mais l'introduction des bougies entretenait une irritation continuelle, et il n'en obtenait pas le résultat voulu. Enfin, le 1er mai 1850, son état était tel, qu'il dût garder le lit ; il ne rendait plus l'urine que goutte à goutte et tous les quarts-d'heure ; les spasmes étaient si violents, que la sonde ne passait plus ; les douleurs étaient atroces et la difficulté d'uriner telle, qu'il était obligé de chercher toutes les positions pour accomplir cette fonction. Malgré les boissons émollientes, l'urine était brûlante et laissait un dépôt de trois à quatre centimètres d'épaisseur dans le vase. Enfin, il était pâle, amaigri, extrêmement faible ; le sommeil avait disparu, et quand parfois il s'assoupissait, il était obsédé de cauchemars affreux ; éveillé, il était en proie au désespoir, et désirait qu'une mort prochaine vînt mettre un terme à ses souffrances.

Un traitement énergique, habilement dirigé et très-rigoureusement suivi, n'eut pas de résultat ; les organes malades étaient rebelles à toute espèce de médication. Le médecin lui prescrivit un séjour aux bains de Soultzmatt et l'usage de l'eau balsamique ; il commença à boire de l'eau balsamique le 5 août, d'abord à petites doses, ensuite en augmentant graduellement. Dès le premier jour, il cessa l'emploi des bougies ; le huitième, le catarrhe avait disparu ; les urines étaient claires , à part un léger nuage en suspension; les spasmes avaient cessé, et il n'éprouvait de temps en temps qu'une douleur vague et de peu de durée. Le douzième jour, une circonstance impérieuse le força de quitter les bains ; néanmoins, pendant un an, cette amélioration s'est à peu près soutenue.

Il revint aux bains dans le courant de cette année, et de toute cette affection douloureuse il ne lui reste plus qu'un besoin d'uriner un peu fréquent. Quoi qu'il en soit, me dit ce malade en terminant sa lettre, dût ma guérison s'arrêter à ce point, je ne la considérerais pas moins comme remarquable, en ce qu'elle est due uniquement à l'effet de l'eau balsamique qui m'a été administrée et dont elle a fait ressortir les propriétés merveilleuses.

J'ai revu ce malade, il y a peu de temps : il m'a dit que sa guérison était complète, et qu'il conservait les urines pendant toute la nuit.

Ce fut pendant que je donnais des soins à ce malade, que je parvins, à force d'essais, à donner à l'eau balsamique ce degré de force qui la rend si efficace dans le catarrhe chronique de la vessie.

M. G...., de Colmar, âgé d'environ cinquante ans, venait depuis deux ans aux bains de Soultzmatt ; j'ignorais quelles étaient ses infirmités ; il ne me consultait pas. Cette année, il revint à l'établissement, et pendant la première huitaine il ne me parla point; il se contentait de boire l'eau de la source et de prendre des bains. Un jour il m'accosta, et me raconta que depuis six ans il était tourmenté par un catarrhe de la vessie ; que chaque matin les urines avaient un dépôt muqueux, abondant, que leur émission était souvent pénible ; je n'osais questionner M. G.... sur la cause première de cette infirmité, qui avait miné ses forces et affaibli sa constitution au point qu'il ne pouvait faire la moindre promenade sans se fatiguer promptement. J'eus hâte de lui conseiller l'emploi de l'eau balsamique (cachet vert) ; il commença par en prendre un verre, puis deux, puis trois verres par jour ; chaque jour aussi je lui fis prendre un bain prolongé et boire de petites quantités d'eau de la source ; je pus constater à chaque visite une diminution notable dans la sécrétion anormale ; au bout de dix jours, cette sécrétion avait disparu et les urines étaient parfaitement claires. Les forces revinrent promptement, et ce malade, qui marchait avec peine, put faire, sans se fatiguer, une promenade aux carrières d'Ossenbach, qui sont dans la montagne et distantes de près de cinq kilomètres de l'établissement. Ses affaires l'ayant forcé de quitter les bains, je lui conseillai de continuer encore pendant quelque temps l'emploi de l'eau balsamique. En me quittant, il ne put s'empêcher de me dire avec une expression de reconnaissance : L'eau balsamique est la plus belle découverte qu'on ait pu faire pour ceux qui sont affectés de catarrhes de la vessie.

OBSERVATION. *Catarrhe aigu de la vessie menaçant de passer à l'état chronique. Emploi de l'eau balsamique. Guérison.*

M. X...., de St., avait été affecté dans le courant du mois de janvier 1851 d'une urétrite, qui fut combattue par les moyens appropriés ; mais il resta, après un traitement fort long et fort varié, un suintement séreux du canal (goutte militaire). Fatigué de la persistance de cet écoulement, le malade s'adressa à un médecin qui conseilla les injections avec le nitrate d'argent ; je ne sais si elles furent faites sans précaution, mais ce qu'il y a de certain, c'est qu'après les avoir répétées plusieurs fois, le malade commença à éprouver de la pesanteur au périnée, un besoin fréquent et douloureux d'uriner; les urines devinrent troubles et déposèrent des mucosités. Ce fut alors que M. le docteur Bach fut consulté; il commença par combattre l'inflammation par plusieurs applications de sangsues, des cataplasmes sur le ventre, des bains prolongés; la vessie devint insensible à la pression, mais l'émission des urines resta douloureuse et fréquente, le dépôt très-abondant, surtout dans les urines de la nuit. Le malade prit alors l'eau balsamique (cachet vert), à la dose d'une demi-bouteille, puis d'une bouteille par jour. Au bout de huit jours, les mucosités avaient disparu, mais les urines restaient encore un peu louches. Pour achever la guérison et la rendre durable, on conseilla à ce malade d'aller aux bains de Soultzmatt, où toute trace de catarrhe vésical disparut.

OBSERVATION. *Entérite chronique. Catarrhe de la vessie survenu pendant le cours de la maladie. Emploi de l'eau balsamique. Guérison.*

Mad. T...., de Strasbourg, était affectée d'une entérite chronique très-rebelle, caractérisée par de la diarrhée et une douleur fixe du côté du cœcum. Pendant le traitement de cette maladie, cette dame fut prise, sans cause connue, d'un catarrhe vésical, dont l'acuité fut attaquée par les moyens appropriés. Les urines avaient un dépôt abondant. Comme il n'y avait pas d'état inflammatoire prononcé, M. le docteur Eïssen, médecin très-distingué de Strasbourg, qui donnait ses soins à cette malade, jugea à propos de lui conseiller l'emploi de l'eau balsamique. Au bout de peu de jours, les urines redevinrent claires, quoique la dose d'eau balsamique eût été très-faible. C'est à M. le docteur Bach que je dois cette observation, qui lui a été communiquée par M. le docteur Eïssen.

OBSERVATION. Un homme, âgé de soixante-trois ans, atteint depuis vingt-cinq ans d'une affection de la vessie, ayant consulté un grand nombre de médecins expérimentés sans qu'aucun ait jamais pu préciser la nature de son mal ni le guérir, vint également me consulter. Les symptômes qu'il éprouvait sont les suivants : Il n'y a pas de calculs dans la vessie, du moins plus de dix médecins qui l'ont sondé n'ont pu en découvrir ; la prostate est à peine engorgée ; il n'a pas de rétrécissement, on pénètre avec de grosses sondes dans la vessie ; l'émission des urines est presque toujours difficile et douloureuse ; les causes les plus légères amènent de la fièvre ; il est obligé d'uriner à chaque instant, ce qu'il ne peut faire qu'en poussant des cris ; la vessie ne devient pas sensible, mais les urines sont troubles et fétides. Cet homme prit de l'eau balsamique, à la dose de trois verres par jour ; ses urines ne tardèrent pas à devenir claires et à perdre l'odeur ammoniacale ; son excrétion fut plus facile. Il continua longtemps ce traitement, mais il ne guérit pas complétement. De nouveaux accidents du même genre que ceux que j'ai indiqués surviennent à des époques plus ou moins éloignées. Ce malade, comme on le voit, n'a pas été entièrement rétabli, mais son état s'est amélioré.

OBSERVATION. (Communiquée par M. le docteur HIRTZ, de Strasbourg.)

Un paysan de Kertzfeld (Bas-Rhin) était atteint depuis un an de catarrhe vésical. Ses urines déposaient une matière puriforme et quelquefois sanguinolente. Il y avait strangurie, ténesme vésical, mais point de fièvre. Ce malade commençait à maigrir. Je lui fis prendre l'eau balsamique (cachet vert), à la dose de trois verres. Le troisième jour déjà, les urines étaient plus claires et le dépôt moindre. Dans la quinzaine, l'urine ne dépose plus, mais est encore un peu trouble et rendue avec quelque difficulté. Le malade demande à retourner chez lui : depuis je l'ai perdu de vue.

OBSERVATION. *Rétrécissement de l'urètre dans la portion membraneuse. Catarrhe chronique de la vessie. Emploi de l'eau balsamique. Amélioration notable.*

M. K..., à l'âge de vingt-un ans, contracta en 1840 une blennorrhagie, qu'il négligea ; l'inflammation de l'urètre devint très-intense, et il se forma un abcès au périnée; alors seulement il eut recours à un traitement, qui amena la guérison. Mais peu à peu l'écoulement des urines devint plus difficile; le médecin qu'il consulta pénétrait avec peine dans la vessie. L'insouciance du malade lui fit négliger les sages conseils qui lui furent donnés à cette époque par M. le docteur SCOUTTETEN; le mal fit des progrès; en 1843, il était fort difficile de pénétrer dans la vessie avec une bougie n° 1. La coarctation répondait à une cicatrice externe, qui était le point où avait existé autrefois l'abcès. Cette portion de l'urètre, qui répondait au bulbe, était dure et composée de tissu inodulaire. La lésion du canal, gênant l'écoulement des urines, qui ne pouvaient sortir, la plupart du temps, que goutte à goutte, avait amené une irritation de la vessie à laquelle succéda un catarrhe. Cet état fâcheux dura jusqu'en 1849, quand tout à coup l'émission des urines devint à peu près impossible. La vessie était énormément distendue; il y avait de la fièvre; tout faisait craindre une issue funeste; on essaya en vain l'introduction d'une sonde; et, pour sauver la vie du malade, on eut recours à l'opération de la boutonnière; la guérison, après un temps fort long, eut lieu, mais le cours des urines ne se rétablit pas par le canal, elles continuèrent à couler par la fistule ; un autre inconvénient fut la persistance du catarrhe, qui existait encore au mois d'août 1851. On pouvait constater sur le visage de ce jeune homme son état de souffrance; il était pâle, amaigri, voûté; il se traînait avec peine; toutes les demi-heures , il était obligé de rendre les urines avec douleur; il se formait au fond du vase un dépôt muqueux abondant. On conseilla à ce malade de faire usage de l'eau balsamique, à la dose de quatre verres par jour, et de renoncer à la morphine, dont il faisait un usage immodéré et habituel. Au bout de huit jours, il ressentit une grande amé-lioration ; l'émission des urines devint plus rare et bien moins douloureuse ;. le dépôt disparut, mais les urines res-tèrent troubles, quoiqu'elles eussent perdu leur odeur fétide. Ce traitement, dont l'efficacité n'est pas douteuse, aurait eu, aux dires du malade lui-même, de bien meilleurs résultats, s'il avait été suivi avec constance ; mais il avoue qu'un cer-tain régime est pour lui trop difficile, et que, s'il savait s'y soumettre continuellement, il serait bien plus avancé dans la guérison.

Je dois à ce malade une observation fort intéressante : avant de prendre l'eau balsamique, les fonctions génitales étaient nulles ; après son traitement, les désirs ont com-mencé à reparaître.

Je citerai ici quatre observations, qui m'ont été commu-niquées par M. le docteur Klée, de Ribeauvillé.

I. Je vis pour la première fois, au mois de mars 1851, un homme de soixante-deux ans, atteint depuis plus de dix-huit mois d'une cystite chronique, survenue sans cause ap-préciable et présentant depuis ma visite des alternatives de bien et de mal ; depuis six semaines, il était alité ; ténesme vésical, écoulement des urines continu, dépôt au fond du vase, très-abondant, épais, grisâtre, de nature muqueuse. Du reste, amaigrissement, teint jaunâtre, peu d'appétit, fièvre. (Cataplasme abdominal, bains tièdes prolongés et ré-pétés tous les deux jours, tisanes mucilagineuses, pilules d'opium, de nitre et de camphre.) Sous l'influence de quel-ques jours de ce traitement, l'excrétion urinaire devient moins douloureuse et plus normale, mais le dépôt continue à se montrer avec les mêmes caractères. Alors j'eus recours à une alimentation fortifiante, à l'eau de goudron, à l'huile et essence de térébenthine, au copahu, sans en retirer aucun avantage ; enfin j'employai l'eau balsamique. Je donnai le cachet vert. Dès les premiers jours, l'amélioration se manifesta d'une manière notable, avec des oscillations variées , jusqu'à ce qu'enfin, au bout de la quatrième ou cinquième bouteille, le nuage floconneux cessa entièrement de paraître. Dès lors il n'y eut plus moyen de faire continuer le traitement; le malade se crut guéri. Cependant, d'après les informations que j'ai prises dernièrement , le sujet de cette observation voit reparaître des traces de dépôt qui semblent coïncider avec des fatigues et surtout avec des excès de boisson. Néanmoins , il n'attache aucune importance à ce reliquat : il a repris ses anciennes habitudes, et préfère le vin à l'eau balsamique. Il semble que, si, dans cette observation, le traitement antiphlogistique a fait raison momentanément de l'état sub-inflammatoire de la vessie, l'eau balsamique a détruit le catarrhe, qui avait résisté aux moyens ordinaires.

II. Le sujet de ma seconde observation est un homme de vingt-huit ans, retiré depuis peu de l'état militaire, et atteint de blennorrhagie chronique. Ce malade vint me consulter pour une affection qui lui paraissait plus sérieuse que la goutte militaire, et qui pouvait avoir la même origine. Il avait des érections fatigantes, un chatouillement incommode au gland, excrétion urinaire excessivement fréquente et douloureuse; l'urine qui coule goutte à goutte est trouble, formant dépôt ; elle devient rouge, sanguinolente après des efforts ou une marche forcée. Constipation opiniâtre, pas d'appétit, beaucoup de soif, toux sèche; fréquente (la mère est morte de phthisie). Cependant rien encore d'alarmant à l'auscultation. Le diagnostic fut d'abord très-embarrassant : je pouvais soupçonner un calcul vésical ; le malade refusant l'exploration avec la sonde, je prescrivis l'eau balsamique comme pour servir de pierre de touche , etc. Dès la troisième bouteille, les urines devinrent plus normales. Je changeai alors le cachet vert contre le cachet rouge, en raison des phénomènes pectoraux. Les symptômes du côté de la poitrine prirent un caractère plus alarmant, mais les urines sont ce qu'elles doivent être, et la goutte elle-même a cédé. J'ai perdu de vue ce malade qui était d'une localité voisine ; il a probablement suivi depuis les prescriptions d'un autre médecin, afin de se débarrasser de son affection pulmonaire.

III. M. N., adonné au vin et aux femmes, miné par d'anciennes affections syphilitiques, de constitution débile sous tous les rapports, était atteint depuis quelques mois d'un écoulement chronique de l'urètre; sous l'influence d'un excès de boisson, il vit, il y a trois mois, ses urines devenir purulentes. Traité pendant quelques mois pour une cystite chronique, il vint me consulter en dernier lieu. En raison de sa constitution détériorée, je lui prescrivis un électuaire balsamo-ferrugineux ; quoique l'état général gagnât par cette médication, le dépôt dans les urines ne disparut que sous l'influence de l'eau balsamique (cachet vert). Depuis trois semaines cependant, le mal reste stationnaire. Est-ce en raison de petits écarts que le client cache à son médecin?... Je connais ce malade depuis trois ans, et je sais qu'il considère une amélioration comme un état satisfaisant, et qu'il n'a pas la prétention d'obtenir une guérison radicale, qu'il n'aurait qu'au prix d'un régime trop contraire à ses habitudes.

IV. H.... est un ancien cocher qui a mené la vie grand train. Il ressent depuis deux ans des accès fréquents de colique, des douleurs circulaires sous-diaphragmatiques; il souffre de constipations des plus opiniâtres, de faiblesse, de fourmillement, de crampes dans les extrémités inférieures. L'examen de la colonne vertébrale indique une lésion de la moelle, surtout aux dernières vertèbres dorsales. Les urines offrent les caractères les plus variés; ténesme vésical continuel. Le rejet des urines est tantôt facile, tantôt elles ne coulent que goutte à goutte ; elles ont une forte odeur ammo-

niacale, sont brunes et forment un dépôt abondant, qui me
semble être du pus. Il serait impossible d'énumérer toutes
les drogues avalées par ce malade. Dès que je commençai
à lui donner mes soins, je reconnus que tous ces phénomènes fâcheux se rattachaient sans distinction à la moelle
épinière; je lui prescrivis quelques sangsues à l'anus, un
séton à l'endroit douloureux du dos, des bains sulfureux.
A l'intérieur, je lui donnai de l'huile de térébenthine, des
purgatifs, des calmants, des antispasmodiques, selon les indications symptomatiques. Les phénomènes nerveux s'amen-
dèrent, mais les urines conservèrent leurs mauvais caractères. Alors j'eus recours à l'eau balsamique (cachet vert).
Au bout de huit jours, je constate une amélioration très-
sensible; l'urine est moins purulente. Au bout de six semaines, le malade put uriner, en formant un jet continu et
considérable : ce qui avait été très-rare depuis bientôt sept
mois. Depuis, les urines sont sans dépôt blanc, mais il paraît que c'est là tout ce que je pourrai obtenir.

Ce cas me paraît très-remarquable. C'est une cystite
chronique, invétérée, sous l'influence d'une myélite. Et cependant le traitement institué, sans amender considérable-
ment les autres symptômes de cette redoutable maladie,
produisit de merveilleux effets sur la vessie. Si les urines ne
peuvent devenir complétement saines, c'est que la cystite,
entretenue par la myélite, ne peut pas entièrement disparaître. Je vous l'avoue, c'est dans ce cas que l'eau balsamique m'a paru un remède héroïque.

OBSERVATION. *Catarrhe chronique de la vessie, inconti-
nence d'urine, suite de l'habitude de la masturbation. Guérison probable par l'eau balsamique.*

Joseph Helmlinger, natif de Reschwir (Haut-Rhin), âgé de
trente ans environ, s'était de bonne heure livré avec excès à l'habitude funeste de l'onanisme. Rien n'avait pu modérer cette
passion, qui, à l'âge de vingt ans, l'avait jeté dans le plus

triste état. Lorsque je le vis pour la première fois, il souf-
frait depuis dix ans. Son corps était amaigri, ses yeux caves,
il ne pouvait plus se lever qu'avec peine. L'émission des
urines était involontaire, elles laissaient au fond du vase un
dépôt muqueux abondant. Des spasmes continuels faisaient
de chaque instant, du jour et de la nuit, un véritable supplice. Tous les traitements avaient été inutiles, et ce malade, que la fièvre dévorait, marchait rapidement vers sa
fin prochaine. On me fit appeler. J'employai toute mon
influence pour agir sur le moral de cet homme, et le faire
renoncer à la masturbation. Je lui conseillai de prendre
l'eau balsamique (cachet vert), à la dose d'une demi-bouteille par jour.

Le premier effet, au bout de quinze jours de traitement,
fut de diminuer les douleurs : il eut des moments de sommeil. Bientôt le dépôt muqueux devint moins abondant :
ce qui doit surtout être signalé. Ce malade, qui, à l'heure
qu'il est, a pris trente-quatre bouteilles d'eau balsamique,
peut, quand il dort, retenir l'urine pendant une heure.
Durant le jour, il les conserve deux heures sans souffrance.
Je ne doute nullement, d'après ce que j'observe, que la
guérison ne soit bientôt complète, car les forces reviennent
et la maigreur n'est plus aussi effrayante.

Mes observations, comme on le voit, ne sont pas très-
nombreuses, mais elles n'en sont pas moins concluantes ;
mes premiers essais ne datent que de peu de temps, et j'ose
espérer que les médecins qui emploieront l'eau balsamique
dans les affections catarrhales de la vessie bientôt en four-
niront de nouvelles.

Pourquoi ne réussirait-on pas aussi bien, et même mieux,
dans le traitement du catarrhe de la vessie que dans le catarrhe pulmonaire. La plus grande analogie existe dans ces
deux maladies ; toutes deux ont pour siége la membrane
muqueuse malade ; toutes deux sont caractérisées par un

produit sécrété anormal. Chacun sait que les substances térébenthinées donnent une odeur particulière aux urines, d'où l'on peut conclure qu'elles ont une action spéciale sur la vessie. Si l'eau balsamique agit donc d'une manière si utile dans les affections gastriques et pulmonaires muqueuses, combien plus active ne doit-elle pas être dans les affections de la vessie. Par ses propriétés stimulantes et aromatiques elle donne du ton à la membrane relâchée; par ses propriétés astringentes, elle resserre les cryptes muqueux, et supprime la sécrétion, quelle que soit sa nature.

Je suis parvenu à donner à l'eau balsamique un grand degré de force, en la conservant claire et limpide; mais si l'indication réclamait un médicament plus énergique encore, je me suis mis en mesure de le produire, mais alors il cesserait d'être transparent.

Chapitre VIII. — De l'emploi de l'eau balsamique dans la blennorrhagie chronique et dans les pertes séminales involontaires.

Je suis placé dans des conditions peu favorables pour faire des expériences sur l'eau balsamique dans ce genre de maladies; mais d'après ce que j'ai appris de quelques médecins, cette préparation ne réussit pas d'une manière satisfaisante dans la blennorrhagie aiguë, elle n'a pas l'activité du copahu, ni du poivre cubèbe; elle diminue les écoulements, mais ne les supprime pas. Depuis que je connais ces détails, j'ai cherché à me rendre compte de cette inefficacité, je crois l'avoir trouvée. Le principe actif est mêlé à trop de liquide; il faudrait une préparation beaucoup plus concentrée : je suis sur la voie pour arriver à ce but; plus tard je ferai connaître les résultats que j'aurai obtenus, s'ils sont couronnés de succès.

Je vais chercher à bien spécifier le cas où l'eau balsamique pourra être utile.

Lorsque la blennorrhagie a beaucoup d'intensité, tant par la douleur qu'elle occasionne que par l'abondance de l'écoulement, le malade ou le médecin, ayant hâte de couper le mal, administrent au début le copahu, ou ordonnent des injections abortives avec le nitrate d'argent à haute dose. L'effet de cette médication peut être très-heureux, elle supprime quelquefois l'écoulement, mais elle est le plus souvent funeste de deux manières différentes : ou en augmentant l'état aigu, ou en amenant un état chronique interminable, connu sous le nom de blennorrhée (goutte militaire). Le même effet aura lieu chez les personnes qui, non-seulement négligent tout traitement, mais ont une manière de vivre ou un régime tout à fait contraire à celui qui convient dans ces circonstances.

Lorsque le mal a débuté sans aucune acuité prononcée, que l'émission des urines est peu douloureuse, que l'écoulement n'est pas abondant, il est à craindre de voir l'affection devenir chronique, et le médecin, instruit par l'expérience, peut à peu près annoncer que le mal sera beaucoup plus tenace que si l'état inflammatoire s'était manifesté franchement dès le début.

Quoi qu'il en soit, le malade conserve un petit écoulement à peine appréciable dans la journée, mais visible surtout le matin : c'est une goutte d'un liquide quelquefois jaunâtre, tachant le linge ; le plus souvent ce liquide est blanc, transparent, filant, sans odeur. Il est quelquefois si peu abondant, qu'il colle le méat urinaire dont l'orifice est rougeâtre et boursoufflé. L'émission des urines n'est pas douloureuse ; avec beaucoup d'attention on peut distinguer un petit picotement à la hauteur de la couronne du gland ; dans ce point la pression est un peu sensible ; l'introduction d'une sonde dans l'urètre trahit une douleur sourde à l'endroit dont nous venons de parler ; dès qu'elle l'a franchi, la sensibilité cesse ; c'est donc à peu près à un pouce du méat urinaire qu'est le siége le plus constant de la maladie ; mais il est difficile de préciser quel est le genre de la lésion : est-ce un petit ulcère ou une boursoufflure de la membrane muqueuse irritée ? Je suis assez disposé à être de ce dernier avis, et à juger cet état comme assez analogue à celui que nous remarquons sur une bien plus grande échelle dans la membrane muqueuse du poumon ou de la vessie, et qui donne naissance aux catarrhes de ces organes.

Cette affection, peu grave en apparence, est extrêmement répandue ; on peut bien dire qu'un quart des blennorrhagies aiguës se terminent de cette manière. Les uns sont affectés de cette maladie sans y faire la moindre attention, et ils ont grand tort ; les autres en sont vivement tourmentés et épuisent toutes les ressources de l'art, souvent à leur grand détriment. Ainsi, tantôt négligence, tantôt exagération.

La blennorrhagie chronique est sujette, à la suite de certains écarts de régime, à reprendre la forme aiguë ; l'usage de la bière surtout est nuisible. Le coït fait souvent cesser l'écoulement complétement ; mais il est plus ordinaire de le voir reparaître un ou deux jours après. Cette forme, à la vérité, n'est pas contagieuse ; mais j'ai cru remarquer que les rapports sexuels d'hommes ainsi affectés étaient préjudiciables aux jeunes femmes. Peut-elle exercer une fâcheuse influence sur le produit de la conception ? C'est un point qui mérite bien l'attention du praticien, parce que souvent on est consulté pour des cas de ce genre.

La blennorrhagie chronique dispose aussi à l'orchite : il n'est donc pas prudent de renoncer aux suspensoirs.

La durée de cette maladie est très-variable : on l'a vue persister pendant dix à quinze ans ; il est même des personnes qui jamais n'ont pu en être débarrassées.

Nous avons vu que le coït pouvait être favorable à la

guérison de la blennorrhagie chronique, parce qu'il se produit ainsi une irritation locale qui peut faire cesser l'atonie de la muqueuse ; c'est dans le même but qu'on a conseillé les spiritueux à haute dose, les préparations ferrugineuses, les bains froids, etc. Le copahu, le cubèbe, n'ont aucune action sur cette maladie, il faudrait en continuer trop long-temps l'usage. J'ai une fois réussi, en ramenant l'état sub-aigu par la cautérisation et en donnant en même temps le copahu, à tarir l'écoulement ; mais on peut dire d'une manière générale que ces deux moyens ne sont d'aucune utillité.

Il n'en est pas de même des injections ; elles sont assez souvent efficaces, mais quelquefois il faut parcourir toute la série de celles qui sont connues en médecine ; l'une ne réussit pas d'une manière beaucoup plus positive que l'autre ; aussi faut-il, si après quelques jours on n'a pas de résultat, se hâter de la changer. La cautérisation avec la sonde de Lallemand, à la hauteur de la couronne du gland, m'a réussi quelquefois.

L'eau balsamique (cachet vert) m'a paru jouir d'une assez grande efficacité pour m'encourager à la proposer dans ce genre de maladie ; pouvant être continuée indéfiniment, elle doit finir à la longue, me suis-je dit, par agir sur ce point de la membrane muqueuse, qui est gonflée et le siége d'une sécrétion.

M. le docteur BOYER, d'Épinal, vient de publier, dans la *Gazette médicale de Strasbourg*, un excellent article sur la blennorrhagie chronique. Ce médecin considère cette maladie comme tenant souvent à un état scorbutique. Je ne suis pas éloigné d'admettre, dans un assez grand nombre de cas, cette manière de voir. Il conseille la cautérisation ; peut-être ferait-on bien de donner en même temps l'eau balsamique, que nous avons vu être très-efficace dans les affections de ce genre.

Les faits que je possède sur l'application de l'eau balsamique à la blennorrhagie sont peu nombreux ; mais ils suffiront pour engager les médecins à en faire usage dans cette maladie.

OBSERVATION. M. le docteur HIRTZ m'a cité l'observation d'un individu affecté de blennorrhagie chronique, guéri par l'emploi de l'eau balsamique. L'affection était très-ancienne, et ce médicament, longtemps administré, l'a fait disparaître complétement.

OBSERVATION. Un jeune homme, âgé de vingt-deux ans, portait depuis longtemps une blennorrhagie chronique. Il négligeait de se munir d'un suspensoir. Tout à coup le testicule gauche s'engorgea ; il eut de la fièvre, des douleurs atroces dans la fosse iliaque ; l'inflammation se propagea au cordon. Des applications nombreuses de sangsues, des frictions mercurielles, le calomel à l'intérieur, firent disparaître l'engorgement ; mais l'écoulement, qui avait un instant cessé pendant l'état d'acuité, reparut ; on donna l'eau balsamique, à la dose de cinq verres par jour, pendant quinze jours ; au bout de ce temps, la maladie avait cédé et ne s'est plus reproduite.

OBSERVATION. *Catarrhe de la vessie et blennorrhagie chronique guéris par l'emploi de l'eau balsamique.*

M. B.... vint aux bains pour se faire soigner. Il me dit qu'il était affecté depuis huit mois d'un catarrhe de la vessie et d'un écoulement chronique de l'urètre. En effet, en examinant l'urine, j'y trouvai un dépôt muqueux abondant, et en pressant sur la verge, on voyait sortir trois à quatre gouttes d'un liquide filant et demi-transparent ; l'extrémité du gland était enflammé près du méat urinaire. Ce malade était vivement affecté de sa position, parce que tous les traitements avaient échoué. Je lui conseillai l'emploi de l'eau balsamique (cachet vert) ; il se hâta d'accepter la proposition que je lui fis de le guérir ; il consentit à rester pendant quinze jours à l'établissement ; il prenait journellement une bouteille d'eau balsamique. L'amélioration fut rapide ; au bout du temps qu'il consacra pour se faire soigner, sa guérison fut complète. Il me quitta ne pouvant assez m'exprimer sa reconnaissance.

OBSERVATION. M. L....., habitant Paris, était venu passer quelque temps en province, pour se remettre d'une affection assez grave , suite d'une blennnorrhagie , pour laquelle on avait employé différentes injections ; il avait contracté une irritation du col de la vessie avec dépôt muqueux dans les urines ; la mixtion était douloureuse et très-fréquente. Les applications de sangsues, les bains prolongés , les souffrances , enfin, avaient affaibli sa constitution, qui était loin d'être robuste. Son médecin lui conseilla l'eau balsamique (cachet vert) ; il en prit trois verres par jour , son état s'améliora ; l'émission des urines fut plus rare, elles devinrent claires ; la douleur disparut après quelques jours de traitement ; mais la blennorrhagie chronique, tout en ayant diminué, n'avait pas cessé entièrement. Il continua l'emploi de l'eau balsamique à son retour à Paris , et obtint, d'après ce que j'ai appris , une guérison complète. Vingt-quatre bouteilles suffirent pour tout ce traitement.

Il est une affection qui touche de bien près à celle dont nous venons de parler ; ce sont les pertes séminales involontaires. Ceux qui pratiquent la médecine savent combien ces affections sont rebelles et souvent désespérantes tant pour le malade que pour le médecin.

Cette maladie, comme on le sait, tient à différentes causes : tantôt son point de départ est une irritation chronique de l'encéphale et de ses prolongements, surtout la moelle épinière ; tantôt, et c'est le cas le plus fréquent , elle dépend uniquement d'un état pathologique de la membrane muqueuse qui avoisine les canaux éjaculateurs. En effet, l'état inflammatoire de ces parties fait perdre à ces canaux leur ressort, et le sperme mal contenu dans les vésicules séminales, s'échappe avec les urines, ou est expulsé pendant la défécation, à cause des rapports anatomiques des vésicules avec le rectum. Cette maladie, qui souvent échappe au malade et même au médecin, est, comme on le sait, d'après les belles recherches de M. le professeur LALLEMAND, une des plus terribles pour l'intelligence et pour la santé de l'homme. C'est ainsi qu'on voit les plus belles facultés s'émousser, s'anéantir, et les maisons d'aliénés s'ouvrir pour des hommes qui semblaient destinés à faire l'ornement et la gloire de la société. C'est ainsi qu'on voit languir et se traîner avec peine, à moitié paralysés, privés des attributs de la virilité, des individus qui avant l'âge sont déjà vieillards.

Lorsque l'affection tient au centre nerveux, la médecine est rarement efficace. Cependant les traitements hydrothérapiques n'ont pas toujours été sans effet et ont au moins amené de l'amélioration. Les pertes séminales tiennent-elles à une affection de la membrane muqueuse, on conçoit qu'en modifiant l'état de cette membrane, on peut espérer la guérison. L'eau balsamique agit dans ce cas comme nous l'avons vu agir sur les autres muqueuses ; elle tonifie, elle resserre. Remplissant ces conditions, elle mérite d'être essayée, car elle a peut-être la même action que la cautérisation : son effet seulement est plus lent ; mais si elle modifie la membrane, elle modifie en même temps la constitution, en relevant les forces, comme cela a été prouvé par les observations précédentes.

Nous avons cité, en parlant du catarrhe vésical, l'exemple d'un homme qui, sous l'influence de l'eau balsamique, avait vu les désirs et les forces génératrices endormies renaître après un engourdissement prolongé. Je citerai encore un autre exemple, le seul que je possède jusqu'à présent.

OBSERVATION. M. M . . . ., âgé de trente-cinq ans, s'était de bonne heure livré à la masturbation : il avait vers l'âge de vingt ans contracté une blennorrhagie dont il fut guéri. Depuis cette époque, il se sentit plus faible ; il était tourmenté par une foule de symptômes, qu'il serait trop long de décrire, mais dont les principaux sont : céphalalgie, impossibilité de se livrer à aucun travail sérieux, des éblouissements, des tintements d'oreilles, des douleurs le long du rachis et dans les extrémités qui sont affaiblies ; pertes séminales fréquentes et sans érections, abattement le lendemain de la pollution ; urines laissant un dépôt blanc ou rougeâtre au fond du vase ; constipation ; état de désespoir. Beaucoup de moyens avaient échoué ; on donna l'eau balsamique à la dose de trois verres par jour ; les pertes nocturnes devinrent plus rares ; l'urine cessa de déposer ; le malade reprit des forces ; le moral est meilleur, et tout me fait espérer que ce traitement n'aura pas le même sort que tant d'autres.

Chapitre IX. — Emploi externe de l'eau balsamique.

Un médicament qui, pris à l'intérieur, exerce une action aussi puissante sur les muqueuses, et qui a la propriété d'arrêter les hémorrhagies internes, nous a paru, par induction, ne pas devoir être sans efficacité dans quelques affections externes ou chirurgicales.

Elle remplace très-avantageusement la pommade de goudron, qui a l'inconvénient de salir le linge, et de répandre une odeur désagréable ; il va sans dire qu'elle ne guérit pas le sporiasis, pas plus que le goudron, la suie, etc. ; mais elle peut faire disparaître la maladie des endroits du corps, où elle fait le désespoir des malades.

Elle est aussi très-utile dans certains eczemas, à la condition qu'ils ne soient pas très-irrités; sous ce rapport, elle doit être préférée à l'huile de cade qui a une odeur repoussante. Un autre avantage est de pouvoir beaucoup mieux graduer son action, car l'huile de cade irrite souvent les parties sur lesquelles elle est appliquée.

Ce sont là de simples aperçus; notre expérience n'est pas assez grande, sur ce sujet, pour entrer dans plus de détails; mais nous ne doutons pas que plus d'un praticien ne puisse en tirer profit.

Nous la conseillons aussi dans certains ulcères atoniques, tant en lotions sur la partie malade qu'en fomentations; il faudra pour cela tremper des gâteaux de charpies dans l'eau balsamique (cachet vert), on ne tardera pas à voir l'ulcère grisâtre se déterger et prendre un meilleur aspect.

Par son action stimulante, l'eau balsamique agira à la manière de la térebenthine et de tous les onguents dont elle forme la base; par ses propriétés astringentes, elle remplace le plomb, sans avoir ses inconvénients; ainsi stimulé d'une part, desséché de l'autre, l'ulcère marchera vers la cicatrisation : je puis même ajouter que si le sujet est affaibli et débile, il retirera beaucoup d'avantages de prendre en même temps cette eau intérieurement, il ne peut trouver un tonique qui fatigue moins les organes digestifs.

Il est, dans le travail de cicatrisation des plaies, un moment où les forces de la nature font défaut, et sont comme épuisées : c'est tantôt à un pansement irrationel, tantôt à la constitution même du sujet qu'il faut l'attribuer; alors les tissus restent blafards et grisâtres, ou se couvrent de bourgeons mous et saignants. Dans les cas de ce genre, l'eau balsamique (cachet vert) amène des modifications rapides; son effet sera plus prompt que celui qu'on obtient par les onguents excitants ou les applications stimulantes.

Observation. Au mois d'août 1851, j'amputai de la jambe une femme dont le membre était tombé spontanément en gangrène ; la mortification s'était arrêtée à six travers de doigts au-dessous du genou, presqu'au lieu d'élection. Déjà les chairs, en partie détachées, laissaient voir le tibia et le péroné à nu, les gastrocnémiens seuls étaient intacts ; j'eus l'idée de ne pas soumettre cette femme à une nouvelle opération dans le vif. Je coupai le tendon d'Achille, et séparai le périoste des os, jusque vers le lieu d'élection ; là, je fis la section des os ; je n'eus qu'une faible hémorrhagie, que j'arrêtai en versant de l'eau balsamique sur la plaie ; toute la surface du moignon était un vaste ulcère ; je relevai le lambeau postérieur que j'appliquai légèrement contre les os ; je pansai avec de la charpie et des compresses trempées dans l'eau balsamique ; il n'y eut presque pas de suppuration, la plaie ne tarda pas à se couvrir de bourgeons charnus, de bonne nature ; au bout d'un mois la guérison était complète,

Enfin l'eau balsamique (cachet vert) m'a paru être un excellent hémostatique : je m'en suis souvent servi pour arrêter des hémorrhagies provenant de plaies. Mes expériences ne sont pas encore très-nombreuses ; mais je crois pouvoir affirmer que la chirurgie opératoire pourra en retirer les mêmes avantages que des eaux hémostatiques les plus en renom. Je trempe à cet effet des gâteaux de charpie dans l'eau balsamique (cachet vert) et les maintiens au moyen d'un bandage approprié.

FIN.